AF474183

NOTIONS
D'HYGIÈNE
A L'USAGE
DES INSTITUTEURS PRIMAIRES

Trois mille Instituteurs primaires ayant été désignés pour visiter, en corps, l'Exposition universelle de 1867, M. le Ministre de l'Instruction publique a décidé que, pendant leur séjour, des Conférences leur seraient faites, chaque matin, dans le grand amphithéâtre de la Sorbonne, sur des sujets dont il a arrêté lui-même le programme.

Ces Conférences, recueillies par la sténographie, ont été publiées par la librairie L. Hachette et Cie, sous le titre de *Collection des* CONFÉRENCES PÉDAGOGIQUES *faites à la Sorbonne aux instituteurs primaires venus à Paris pour l'Exposition universelle de* 1867, en 3 volumes in-12, qui se vendent séparément 1 franc.

La présente brochure est extraite du 1er volume de cette collection.

NOTIONS
D'HYGIÈNE

A L'USAGE

DES INSTITUTEURS PRIMAIRES

(QUATRE CONFÉRENCES FAITES A LA SORBONNE EN 1867)

PAR

LE Dr T. GALLARD

Médecin titulaire de la Pitié, etc.

PARIS

LIBRAIRIE DE L. HACHETTE ET Cie

BOULEVARD SAINT-GERMAIN, N° 77

1868

NOTIONS D'HYGIÈNE

A L'USAGE

DES INSTITUTEURS PRIMAIRES

PREMIÈRE CONFÉRENCE

JEUDI 22 AOUT 1867

Pendant longtemps l'instruction n'a été représentée au village, parmi les habitants des campagnes, que par deux hommes : le médecin et le curé.... Je me reprends et je dis : le curé et le médecin, car je veux respecter l'ordre de préséance, que je trouve légitime et qui est généralement adopté. C'est à côté d'eux, entre eux, que nos institutions actuelles ont marqué la place de l'instituteur primaire. Ne croyez pas que, dans ce trio intellectuel, votre rôle soit le moins beau et le plus effacé. Tant s'en faut. Les circonstances font au contraire que vous êtes appelés à jouer le rôle de médiateur, et par conséquent à conquérir la légitime influence qui revient à qui sait apaiser, non pas des querelles, mais des discussions souvent inopportunes, et faire régner le bon accord là où il y avait auparavant, non pas hostilité réelle, mais simple malentendu. Je veux parler, vous m'avez compris, de cette interminable querelle entre l'*esprit* et la *bête*, dans laquelle, entraînés chacun par la spécialité de ses occupations et de ses études, le prêtre et le médecin n'ont pas su toujours se défendre de prendre parti. Ils se sont parfois mutuellement accusés de ne voir chacun dans l'homme que celle de ses deux moitiés constitutives essentielles, à laquelle il est plus particulièrement appelé à donner ses soins, et de négliger complétement l'autre; comme s'il était possible de concevoir l'être humain indépendamment de la réunion de ces deux parties indispensables : l'âme et le corps.

A vous il appartient de diminuer ce que ces reproches, le plus souvent immérités, ont pu avoir de trop acerbe, et ce rôle vous sera facile, car il résulte de l'exercice même des fonctions que vous avez à remplir. Comme le prêtre, en effet, vous avez, avant tout, à vous occuper de l'âme, en développant l'intelligence des élèves qui vous sont confiés. Mais, moins détachés que lui des choses de la terre, vous ne pouvez pas oublier que, si belle soit-elle, cette intelligence ne peut pas exister pour vous indépendamment du corps qui la revêt; et si, pour la conserver, vous prenez soin de ce corps, vous vous rapprochez alors du médecin. Cela est d'autant plus indispensable, que cette intelligence, cette âme, cette partie immatérielle sans laquelle l'être n'existerait pas, et que vous avez la mission de développer, l'État et la mère de famille qui vous confient des enfants à élever, à instruire, ne la voient qu'à travers l'enveloppe grossière et matérielle du corps; aussi, tiennent-ils essentiellement à ce que vous veilliez avec la plus grande sollicitude sur ce dernier. C'est donc grâce aux soins égaux que vous donnerez à ces petits corps et à ces jeunes intelligences que vous formerez des hommes utiles à leur famille, et des citoyens utiles à l'État.

On vous dira comment vous devez cultiver ces jeunes intelligences pour leur donner tout le développement qu'elles peuvent acquérir; ma mission consiste à vous apprendre comment ce développement de l'intelligence, cette culture morale ne doit pas vous empêcher de veiller sur le corps, et comment elle doit être dirigée dans des conditions telles, que vous ayez des hommes aussi bien constitués sous le rapport physique que sous le rapport intellectuel, avec une intelligence saine dans un corps sain et vigoureux : *mens sana in corpore sano;* — Pardonnez-moi cette citation latine, c'est la seule que je veuille me permettre.

Un des bons moyens pour développer la vigueur corporelle (puisque c'est là seulement ce qui est de ma compétence), c'est l'exercice, et surtout l'exercice de la gymnastique. Mais il n'entre pas dans les vues de l'administration, qui m'a appelé à l'honneur de vous entretenir, de me recommander de vous parler uniquement des exercices gymnastiques, et je ne saurais, quant à moi, me borner à vous faire une conférence sur la voltige ou le trapèze. Je vous ai laissé entrevoir quelle est la légitime influence que vous êtes appelés à acquérir près des populations au milieu desquelles vous vous trouvez placés, et je veux chercher à contribuer, dans la mesure de mes forces, à vous donner les moyens de fortifier cette influence et de l'étendre. Vous devez savoir que le paysan, homme pratique par excellence, vous honorera et vous estimera d'autant plus que vous lui rendrez plus de services, que vous saurez mieux utiliser, au profit de son bien-être, les connaissances que vous possédez. C'est pourquoi il est bon que vous ne vous en teniez pas uniquement aux enseignements de l'école et que, sortant de l'enceinte de votre classe, vous répandiez, par vos conversations, les préceptes d'agriculture et d'horticulture qui vous ont été donnés. Allant plus loin, vous trouverez facilement dans les diverses parties de l'histoire naturelle (minéralogie, botanique et zoologie), dans la physique, dans la chimie, dans la météorologie, etc., des notions qui pourront être utiles aux cultivateurs, et qu'ils vous sauront gré de leur transmettre à l'occasion. Vous pourrez de même puiser, dans toutes les sciences naturelles, des indications utiles pour l'amélioration des conditions ordinaires de la vie, et pour la conservation de la santé, et vous arriverez ainsi à faire de l'hygiène, cette science si précieuse, dont je tiens à vous entretenir le plus longuement qu'il me sera possible.

Je désirerais que vous pussiez l'enseigner un jour à vos compatriotes, aux mères de famille, aussi bien qu'aux enfants, et c'est pour cela que je vous demande la permission de vous entraîner un instant jusque dans le sein des familles, avec l'espoir de vous montrer combien vous trouverez souvent l'occasion d'y donner d'utiles conseils. Il serait même désirable que j'eusse le temps de vous parler de quelques-uns des soins, pouvant être nécessités par un de ces accidents qui surviennent si fréquemment dans les campagnes. Un homme, un travailleur, un enfant même, est blessé, il a besoin de secours immédiats; le médecin n'est pas là, chacun s'empresse autour du blessé, et il faut le dire, généralement il y a dans les campagnes des préjugés absurdes qui font que les soins administrés dans ces circonstances sont souvent plus nuisibles qu'utiles. Aussi, voudrais-je vous indiquer quels secours vous pourriez donner efficacement dans ces cas urgents, et je ne désespère pas de trouver, soit dans cette conférence, soit dans une des suivantes, l'occasion de traiter cet intéressant sujet.

Avant tout, je veux vous parler aujourd'hui des enfants qui vous sont confiés, et des soins qu'ils réclament. Comme on vous le disait hier [1] avec ce charme tout particulier qui n'appartient qu'à la femme, car elle le tire du fond de son cœur : pour bien diriger les enfants, pour vaincre les difficultés sans nombre que vous rencontrerez dans l'accomplissement de cette importante et délicate mission, le grand secret est de les aimer.... De les aimer beaucoup.... De les aimer de tout votre cœur. Pour les aimer, il faut les connaître, et je ne sais aucune façon de vous mettre à même de les connaître mieux, que de vous montrer quels soins délicats, attentifs, incessants il

1. Mme Pape-Carpantier.

faut leur donner avant l'heure à laquelle ils sont appelés à venir recueillir l'enseignement que vous leur distribuez dans vos écoles. Ces soins, vous pourrez les traduire aux mères de famille, aux personnes qui vous entourent, et en cela, vous contribuerez à répandre le bien-être autour de vous, parmi vos compatriotes. Vous pourrez aussi les utiliser près de ceux qui vous touchent, car, vous du moins, vous n'avez pas fait le vœu de renoncer aux douces et saintes joies du foyer domestique, et vous pouvez savoir par vous-mêmes ce que c'est que l'amour paternel.

Un petit être vient de naître, il est encore attaché au sein de sa mère, il est réuni à elle par un lien qui a permis pendant longtemps à l'enfant de vivre de la vie même de sa mère, mais qui, détaché, va donner à cet enfant une existence indépendante. Dans les familles souveraines, ce lien n'est rompu que devant les grands dignitaires, car c'est lui qui leur permet de constater la légitimité de l'enfant qui voit le jour. Mais laissons de côté ce qui se passe dans les palais où tous les secours abondent, et revenons au village où la pauvre accouchée peut être si souvent privée de toute assistance.

Sans prétendre vous révéler, en détail, tous les mystères de l'accouchement, ce qui serait du reste fort déplacé ici, je puis cependant vous indiquer les situations dans lesquelles il vous serait possible de porter un secours efficace. Ainsi, une malheureuse femme a été surprise par les douleurs de l'enfantement. Soit qu'elle ait mal calculé l'époque à laquelle cet événement devait arriver, soit que cette époque ait été devancée, soit qu'au moment où elle a éprouvé les premières douleurs, ses proches l'aient quittée pour aller chercher du secours, soit pour tout autre motif, elle se trouve seule au moment où elle vient de mettre un enfant au jour. Supposez que le hasard vous place près d'elle dans cet instant critique; quels sont les secours efficaces, spéciaux que vous pouvez lui donner? C'est une question que vous ne vous êtes certainement jamais posée, et vous éprouveriez sans doute un grand embarras pour la résoudre. Cependant je ne prévois pas des circonstances impossibles, problématiques, je ne parle que de faits qui peuvent surgir à chaque instant sous vos yeux; qui se sont peut-être déjà produits pour plusieurs d'entre vous, soit dans leur propre famille, soit dans le voisinage. Je puis vous citer pour exemple ce qui est arrivé à un très-honorable ecclésiastique que je connais. Un jour, en passant sur une route, il entend des cris plaintifs sortir d'une maison isolée; il entre et il trouve une pauvre femme qui vient à l'instant même de donner naissance à un enfant. Elle est seule dans sa chaumière, et notre digne prêtre n'a que le temps de tendre un pan de soutane pour reeevoir le nouveau-né. Mais jugez de sa perplexité, quand voulant le porter dans une autre partie de la pièce, il s'aperçoit qu'il tient encore à sa mère par ce lien dont je vous parlais il n'y a qu'un instant et que nous appelons le *cordon ombilical*. Il ne savait pas que la première chose à faire en pareille occurrence c'est de rompre ce lien qui réunit la mère à l'enfant.

Je formule en précepte ce qu'il eût dû faire et je vous dis : la première chose est de couper immédiatement le cordon ombilical. Cela est d'autant plus urgent, que, quelquefois, ce cordon est enroulé autour du cou de l'enfant et forme une espèce de nœud coulant, qui peut amener la mort par strangulation.

Toutefois une première difficulté se présente, le cordon renferme des vaisseaux sanguins qui, pendant la première portion de la vie de l'enfant, c'est-à-dire pendant la grossesse, établissaient une communication, indirecte, il est vrai, mais large et facile, entre le cœur de la mère et le cœur du fœtus. La section de ces vaisseaux donnera lieu à une perte de sang, une hémorrhagie, qui peut supprimer rapidement une des deux existences en présence desquelles vous vous trouvez. Heureusement nous avons un moyen infaillible de nous opposer à cet accident, c'est de prendre un fil et de faire, sur ce cordon, deux nœuds à 4 ou 5 centimètres de distance l'un de l'autre, puis de couper, avec des ciseaux, entre ces deux nœuds. La compression exercée par les nœuds a arrêté le cours du sang dans le cordon. Et alors on peut le couper sans qu'il y ait la moindre hémorrhagie. Remarquez bien que l'un des nœuds doit se trouver sur la portion du cordon attenante à la mère, et l'autre sur celle attenante à l'enfant qui, ainsi détaché, va commencer, à dater de ce moment, à vivre de la vie qui lui est propre.

Ceux d'entre vous qui ont eu occasion d'assister à la naissance de jeunes animaux, dans les fermes, s'étonnent peut-être de ce luxe de précautions, d'une double ligature, posée sur un cordon, en vue de prévenir une hémorrhagie, qui ne se produit jamais chez les autres mammifères. C'est que les animaux ne coupent pas leur cordon, ils le déchirent avec les dents, et l'expérience a démontré que, dans les plaies par déchirure, l'hémorrhagie n'a pas lieu comme dans les plaies par instrument tranchant.

Ici, permettez-moi une petite digression : quittons un instant la mère et le nouveau-né, cela nous est permis, car ces conférences ont bien moins le caractère d'un cours solennel que d'une simple causerie, dans laquelle on peut parfaitement aller d'un sujet à un autre. Il arrive quelquefois que, par suite d'un accident, vous voyez un homme ayant reçu une blessure grave et perdant beaucoup de sang; il lui faut alors un secours immédiat, efficace, faute duquel vous pouvez être assuré qu'il périra promptement. Ce qu'il faut faire avant tout, c'est de chercher à arrêter ce sang, avec lequel la vie s'écoule, et je dois vous dire que ce n'est pas par l'administration d'un médicament quelconque que vous pourrez y parvenir, mais seulement par l'emploi de moyens mécaniques, analogues à la ligature que je vous conseillais tout à l'heure d'appliquer sur le cordon de l'enfant nouveau-né. L'hémorrhagie, quand elle est abondante, quand le sang jaillit à flots, est, en effet, un acte purement mécanique; le sang s'écoule au dehors parce que l'un des conduits dans lesquels il circule, et que nous appelons des artères ou des veines, a été ouvert par l'instrument ou l'objet quelconque qui a fait la blessure. Fermez le trou par lequel l'écoulement a lieu, et l'hémorrhagie s'arrêtera. Or, quel meilleur moyen avez-vous de fermer ce trou que d'appuyer fortement dessus? En exerçant une compression sur l'orifice béant d'un vaisseau, artère ou veine, ouvert au fond d'une plaie, vous avez non-seulement l'avantage d'obturer cet orifice, mais aussi d'appliquer l'une contre l'autre les parois du vaisseau et d'arrêter immédiatement la circulation du liquide qui se fait dans l'intérieur de ce vaisseau. Lors donc que vous vous trouverez en présence d'une plaie saignant abondamment, hâtez-vous d'exercer une compression directe sur le point de la plaie par où s'échappe le sang. Si, malgré cette compression exercée avec vos doigts, ou avec un linge trempé dans de l'eau fraîche (l'eau fraîche est le seul médicament qui doit être employé par les personnes étrangères à la médecine), le sang ne s'arrête pas, cherchez à lier, soit avec une petite ficelle, soit avec un fil, les portions de chair saignante à travers lesquelles vous voyez jaillir le sang ; vous arrêterez ainsi ce jet sanguin, de même qu'en entourant d'une corde fortement serrée le milieu d'un de ces tuyaux de toile qui servent pour l'arrosage, vous empêchez l'écoulement de l'eau à son extrémité.

Je vous demande pardon de m'être écarté si longtemps du sujet dont j'avais commencé à vous entretenir; mais il me semble que les notions que je viens de vous donner peuvent avoir de l'utilité. C'est là mon excuse, je désire qu'elle vous paraisse suffisante et je ferme la parenthèse pour revenir à notre enfant naissant.

Vous l'avez séparé de sa mère. Il a désormais son individualité propre, il tient déjà une place dans la société, mais son existence est encore bien fragile, bien précaire, et si le hasard vous a chargé de présider à son entrée dans la vie, vous lui devez encore bien des soins pour le disputer à la mort. Il arrive très-souvent qu'un enfant vient au monde en présentant tous les signes d'une mort apparente; il n'a pas poussé ce premier cri, si doux au cœur d'une mère, et qui lui fait oublier si vite toutes les souffrances qu'elle vient d'endurer; il ne respire pas, et si des soins actifs et intelligents ne viennent le secourir, il restera asphyxié; il mourra avant d'avoir vécu. On a vu souvent des enfants naissants ne donner aucun signe de vie pendant quelque temps, quoiqu'ils soient nés viables et qu'il soit possible de les sauver. Que faire dans cette circonstance? Une chose bien simple : ils ne respirent pas; il faut les faire respirer artificiellement. Pour cela, on insuffle dans leurs poumons l'air qu'ils n'ont pas la force d'y attirer.

Avec votre bouche, soufflez dans la bouche de cet enfant, tâchez de faire pénétrer l'air jusque dans sa petite poitrine; persistez longtemps dans vos efforts, et vous parviendrez souvent à ranimer de petits êtres qui sans vous auraient été voués à une mort certaine. Après de longues tentatives, il m'est arrivé, et il n'est pas un seul médecin qui n'en ait fait autant, de rappeler des enfants à la vie au bout d'une demi-heure et même davantage, temps bien long sans doute pendant lequel ils n'avaient présenté aucun signe d'existence. Eh bien, après ces insufflations, après avoir exercé avec la main sur leur petite poitrine des mouvements alternatifs de pression et d'élévation, de façon à lui communiquer ce double mouvement de soufflet que vous remarquez sur la poitrine de tout animal vivant et qui correspond à l'inspiration et à l'expiration; après avoir exercé sur la surface de leur peau des frictions très-énergiques et donné de petits coups sur les parties charnues de leur corps, de manière à les faire rougir, on peut souvent, très-souvent même, rappeler à la vie des enfants qui paraissaient complétement morts. Si vous n'arrivez pas par vos efforts à ranimer assez ces enfants, pour qu'ils puissent vivre, vous parviendrez au moins à leur faire donner quelques signes d'existence et vous aurez alors, à défaut d'une satisfaction plus grande, celle de pouvoir remplir vis-à-vis d'eux les devoirs que la religion vous impose, ce qui sera toujours une grande consolation pour la mère.

L'enfant vit, il respire, vous n'avez plus à vous en occuper, vous le laissez aux mains de la mère. Mais il est encore certains conseils que vous pouvez donner à une jeune femme, à votre femme, si vous êtes mariés depuis peu de temps; à votre fille, si vous êtes déjà sur le point de devenir grands-pères. Ces conseils ne seront pas inutiles, car on trouve dans les campagnes bien des traditions dangereuses qu'il importe de déraciner.

Le premier soin à donner à l'enfant, c'est de le laver avec précaution, d'enlever les matières grasses qui recouvrent son petit corps. Doit-on pour cela se servir d'eau froide, comme l'a fait la mère d'Achille quand elle a trempé son fils dans le Styx, immédiatement après sa naissance? Ce procédé, tout héroïque qu'il nous paraisse, est extrêmement dangereux et n'offre aucun avantage. L'enfant était soumis dans le sein de sa mère à une certaine température, et il ne faut pas le refroidir brusquement, d'autant plus que l'action du froid, contre lequel ils réagissent mal, est une des causes de mortalité les plus redoutables pour les nouveau-nés. Déjà, au commencement de l'ère chrétienne, Galien, un de nos grands noms dans l'art médical, disait que les bains d'eau froide, à la température glacée pendant l'hiver, n'étaient bons que pour les petits des Germains, des Scythes, des sangliers et des ours. Il conseillait avec raison de faire cette première ablution dans l'eau tiède, et vous ferez bien de suivre son conseil, en ajoutant à cette eau une quantité égale de gros vin, rouge.

Il est une coutume qui était en grand honneur autrefois et que je me borne à vous signaler. Les matrones pétrissaient la tête de l'enfant pour lui donner, disaient-elles, une forme plus avantageuse. Jean-Jacques Rousseau a protesté contre cette coutume barbare, et j'aime à croire qu'elle a disparu de notre France du dix-neuvième siècle.

Je passe rapidement sur le premier jour de l'enfant pour arriver à la question de savoir comment il doit être vêtu. Le progrès va vite en France, et déjà dans un grand nombre de localités on a renoncé au maillot, cette espèce de cuirasse, non de fer, mais de linges enroulés les uns autour des autres, et dans laquelle, immédiatement après sa naissance, l'enfant était (permettez-moi cette expression) ficelé comme un véritable saucisson. On a, Dieu merci, abandonné à peu près partout le maillot complet; on a compris qu'il faut laisser les bras de l'enfant libres hors des linges qui l'enveloppent, et ceci est important, parce que cette espèce d'armature l'empêchait de faire agir ses membres, qui prenaient ainsi des positions vicieuses, et pouvaient ensuite rester déformés. Et, chose bien digne d'être signalée, on n'a pas remarqué que, depuis que les enfants ont les bras libres ils s'égratignent plus souvent le visage qu'autrefois, quand, pour les mettre à l'abri des blessures qu'ils pouvaient se faire eux-mêmes, on leur infligeait le pénible martyre du maillot, serré à outrance. Quant aux jambes, il faut bien les comprendre dans le maillot, et on doit nécessairement les envelopper, pour les préserver autant que possible des souillures causées par les déjections de l'enfant; mais un simple linge passé entre les cuisses, et ramené d'arrière en avant, suffit parfaitement pour cela, à la condition qu'il sera fréquemment renouvelé. Ce linge ne doit jamais être serré de façon à empêcher les jambes de s'agiter, de se mouvoir avec facilité.

Je ne voudrais pas maintenant vous parler de l'allaitement, cette question ne vous regardant que d'une façon très-secondaire, et ayant le privilége de permettre des déclamations dont on a souvent abusé. Cependant je ne puis m'empêcher de vous dire que, toujours et partout vous devez conseiller l'allaitement maternel. Si j'avais à parler à des habitants des villes, surtout à des Parisiens, je m'étendrais sur la nécessité de faire allaiter les enfants par la mère elle-même, et je démontrerais que cela est utile pour sa propre santé, aussi bien que pour celle de son enfant. Mais, dans les campagnes, vous n'avez pas à combattre cette tendance des mères à mettre leurs enfants dans les mains d'une nourrice mercenaire. Bien au contraire, les femmes des paysans s'offrent le plus souvent pour nourrir les enfants des autres. Vous devez empêcher que l'appât du lucre ne les conduise trop facilement à négliger leur propre enfant, pour se charger d'un nourrisson étranger. Il faut qu'elles nourrissent pendant huit ou neuf mois leur propre enfant, avant de donner leur lait à un autre. Je sais bien qu'à ce compte l'enfant de la ville ne trouvera pas une nourrice aussi avantageuse que si son lait était plus jeune, mais ce n'est pas là ce qui me préoccupe en ce moment, vous défendez l'intérêt du fils de la paysanne, et dans ce cas, comme dans bien d'autres, vous savez par qui doit commencer la charité, pour être bien ordonnée.

Cette question de nourrice, qui pourrait vous paraître oiseuse, a cependant une importance que je dois vous révéler. Actuellement on s'occupe beaucoup de la mortalité qui sévit sur les enfants nouveau-nés, et on l'a considérée comme une des causes qui retardent, dans une certaine mesure, l'accroissement de la population. On a vu que cette mortalité sévit surtout sur les enfants mis en nourrice hors de la maison paternelle. Le gouvernement, d'un côté; des individus, soit isolés, soit réunis en sociétés de l'autre, ont combiné leurs efforts pour chercher le moyen de combattre cette mortalité. Celui qui paraît le plus sûr et qui doit donner les meilleurs résultats, c'est une bonne surveillance des nourrices, et je crois que dans nombre de cas cette surveillance pourrait être avantageusement confiée aux instituteurs primaires.

Dès que l'enfant est sevré, il n'est certes pas encore apte à venir à l'école; cependant on doit déjà commencer son éducation, au point de vue des exercices corporels.

Quand et comment doit-on apprendre aux enfants à marcher? C'est une question que la mère de famille pose souvent, inquiète d'avoir un enfant impotent parce que, à l'âge où elle en a vu d'autres marcher, le sien n'a pas encore essayé d'ébaucher son premier pas. Alors on entoure cet enfant de lisières, on lui passe une sangle autour des aisselles, on le tient suspendu et on le promène ainsi, se figurant qu'il marche, quand ses petits pieds ne font autre chose que raboter le sol ou le parquet, contre lequel ils heurtent douloureusement. Ou bien on lui fait subir un supplice plus cruel encore : on le met dans un chariot. Vous connaissez tous cette espèce de carcan de bois ou de fer porté sur des roulettes, et qui, au moindre mouvement de l'enfant, l'entraîne suspendu par les bras. De cette façon on parvient à rendre les enfants parfaitement difformes, c'est le seul résultat qu'on obtienne. Soyez bien persuadés qu'on ne leur apprend pas à marcher ainsi, car l'enfant ne prend son développement régulier que dans le libre exercice de ses facultés musculaires et physiques. Il ne faut le laisser marcher que quand il le voudra, mais pas avant; par cette raison bien simple qu'il le voudra dès qu'il le pourra. Et je vous assure que la marche dans la station bipède n'est pas un mince travail. Elle exige de la force et de l'adresse. De la force, pour que la colonne vertébrale puisse supporter le poids de la tête; de l'adresse, pour que tout le corps puisse se maintenir en équilibre sur les deux pieds. Laissez donc l'enfant, par l'exercice, acquérir assez de force et d'adresse avant d'exiger de lui un semblable travail. L'exercice, il le prendra en se roulant à terre, soit sur le gazon, soit sur un modeste tapis. Laissez-le s'ébattre en toute liberté; d'abord il se roulera de côté et d'autre, puis il se traînera sur le ventre; plus tard, il marchera à quatre pattes, s'accrochant à tous les meubles pour chercher à se redresser. Puis, un beau jour, quand il sera bien assuré de la solidité de ses os et de ses muscles, il se dressera tout debout, sans qu'on le lui ait enseigné.

Vous serez alors tout étonné de le voir se lever et de trouver en face de vous un petit homme, fièrement campé sur ses deux jambes.

Lorsque l'enfant est arrivé à sa quatrième ou cinquième année, il est apte à venir en classe. On l'y envoie souvent plus tôt, mais c'est un tort, il ne faut pas faire travailler son intelligence trop jeune, car le développement intellectuel, dans ce cas, nuit au développement physique, et il importe que les deux marchent ensemble, qu'il y ait entre eux un parfait équilibre. Quant à moi, je me méfie toujours de la santé de ces petits prodiges, qui ont commencé leurs études à deux ou trois ans.

Arrive le moment où l'enfant vient en classe; vous avez alors à vous occuper de lui, d'abord dans l'intérêt de sa santé, puis et surtout dans l'intérêt de la santé de ses petits camarades.

L'Université, gardienne vigilante de la santé de tous ses enfants, vous impose l'obligation de ne recevoir, comme élèves, que ceux qui ont été vaccinés : mesure excellente qui met chacun d'eux à l'abri de la contagion de la petite vérole. La vaccination est généralement faite dans le courant de la première année, et constatée par un certificat de médecin.

Lorsqu'un enfant vous présente ce certificat, rien de mieux, vous pouvez l'accepter. Mais au village le médecin est souvent très-éloigné, et il est difficile pour les parents d'aller, à un jour déterminé, chercher le certificat demandé. Sera-ce une raison pour refuser de recevoir un enfant dans votre classe, tant que cette formalité ne sera pas remplie? En aucune façon, car la constatation de la présence des traces de la vaccine est très-facile, et vous pouvez la faire vous-mêmes, non pour accepter l'enfant d'une manière définitive, mais pour l'admettre provisoirement, en attendant que ses parents se soient procuré le certificat médical. Vous trouvez sur les bras de l'enfant qui a été vacciné (c'est généralement sur les bras que la vaccination se fait en France) des petites traces blanchâtres, gaufrées, situées à une distance régulière les unes des autres, qui certainement n'ont pu être déterminées que par le vaccin. Si vous voulez bien connaître ces cicatrices de vaccine, regardez celles que vous portez vous-mêmes, sur vos bras, et vous comprendrez combien elles sont faciles à distinguer.

La petite vérole que la vaccine a, non pas complétement détruite, mais seulement diminuée et atténuée, n'est pas la seule maladie dont vous ayez à redouter la transmission. Les enfants sont sujets à bien d'autres affections contagieuses, et je dois au moins vous les signaler, pour que vous puissiez, au besoin, interdire l'entrée de l'école à ceux qui en sont affligés. Parmi ces maladies, il en est qui frapperont davantage votre attention : ce sont les affections de la peau. Quand vous verrez un enfant atteint d'une maladie quelconque de la peau et particulièrement du cuir chevelu, provoquez immédiatement la visite de cet enfant par un médecin. Si on vous apporte un certificat constatant que la maladie n'est pas contagieuse, c'est alors seulement que vous pouvez garder l'élève avec la certitude de ne pas compromettre la santé des enfants qui vous sont confiés; ou du moins vous aurez mis à l'abri votre responsabilité, qui est engagée non-seulement vis-à-vis des enfants, mais aussi vis-à-vis des parents et de la société. Toutefois il ne suffit pas qu'une maladie soit déclarée non contagieuse pour que celui qui en est affecté puisse continuer à fréquenter l'école. Il y a des maux qui, sans être susceptibles de se transmettre, peuvent être une cause de dégoût pour les autres enfants; vous devrez alors engager les parents à garder chez eux l'enfant malade, jusqu'à ce qu'il soit guéri, car si vous ne lui fermiez pas l'entrée de l'école, il en chasserait peut-être ses petits camarades.

Parmi les maladies contagieuses, il en est une, peu apparente, à propos de laquelle il est bon de vous mettre en éveil ; elle consiste dans des taches rouges, le plus souvent rondes, d'autres fois ovales, ou affectant la forme d'un trèfle ou d'une figure géométrique, et siégeant sur les bras, la poitrine, le cou, mais plus souvent sur le visage, à la joue, au front, sur les limites du cuir chevelu qu'elles ne tardent pas à envahir. La rougeur de ces taches est beaucoup plus vive au centre qu'à la circonférence, et, lorsqu'elles sont un peu grandes, elles sont formées par une petite bande rouge, de 4 à 6 millimètres de large, qui entoure une portion de peau saine. Cette bande rouge est constituée par un grand nombre de petites vésicules, très-rapprochées les unes des autres. Cette maladie, désignée sous le nom d'*Herpès circinnée*, est très-fréquente dans les écoles, et elle est due à la production d'un parasite végétal, microscopique, c'est ce qui la rend si éminemment contagieuse. Lorsqu'elle envahit les portions de peau couvertes de cheveux ou de poils, elle les détruit, et par ce fâcheux effet elle se rapproche des teignes, contre lesquelles je vous ai mis en garde en vous engageant à surveiller attentivement toutes les maladies de la peau et particulièrement de la peau du crâne.

En dehors des maladies de la peau, et parmi les maladies contagieuses, je dois vous signaler la coqueluche. Il suffit d'avoir entendu tousser une fois un enfant atteint de cette maladie pour ne pas s'y méprendre; sa toux est sèche, précipitée, et consiste en une série d'expirations courtes, saccadées, au milieu desquelles survient une grande inspiration qui se fait bruyamment, en produisant un sifflement assez prolongé. Pendant cette quinte de toux, la figure de l'enfant prend une teinte violacée, ses yeux sont brillants et humides, sa physionomie exprime une anxiété profonde, et il se cramponne à tout ce qui est à sa portée, afin de rendre plus énergiques les efforts qu'il fait pour respirer. Après l'inspiration sifflante dont je viens de parler, le pauvre petit être, à demi suffoqué, rend par la bouche une certaine quantité de crachats filants, puis le calme renaît, jusqu'à ce qu'une nouvelle crise se reproduise ; et il y en a souvent plusieurs en une heure. Dès qu'à ces caractères vous aurez reconnu la coqueluche, empressez-vous d'éloigner de l'école l'enfant qui en est atteint, car vous avez affaire à une maladie excessivement contagieuse.

Les fièvres éruptives, telles que la rougeole, la scarlatine et la petite vérole, sont aussi très-contagieuses; mais pour ces maladies vous n'aurez sans doute pas à vous inquiéter d'éloigner l'enfant, car il se trouvera forcément alité. Cependant vous pourrez assister à leur éclosion, et là encore votre sollicitude doit être en éveil. Lorsque vous remarquerez chez un enfant de la tristesse, de l'abattement; lorsque vous verrez ses yeux tirés, sa figure ou pâle, ou plus animée que d'habitude; lorsqu'il restera morne, taciturne, au lieu de jouer comme le veut son âge, mettez sa petite main dans la vôtre, et si vous trouvez cette main sèche et brûlante, si vous sentez son pouls battre avec violence, vous reconnaîtrez que cet enfant est sous le coup d'une maladie; vous ne saurez dire laquelle, mais vous devrez prévenir les parents pour qu'ils fassent appeler le médecin, qui avisera. Car, notez-le bien, ces petites connaissances que je veux vous donner n'ont pas pour but de vous indiquer la manière de guérir vos jeunes malades, mais seulement de vous permettre de veiller à ce qu'un état léger de maladie ne puisse être aggravé par le manque de soins opportuns.

Supposons maintenant qu'un de vos élèves ait eu, soit la scarlatine, soit la rougeole, maladies fréquentes chez les enfants, et très-contagieuses de leur nature : à quelle époque cet enfant guéri, convalescent, pourra-t-il rentrer dans la classe? On a prétendu que la contagion n'a lieu que dans la première période de la maladie, et non à la fin : c'est une erreur, et, dans tous les cas, en fait de mesures de précautions sanitaires, il ne faut pas s'arrêter aux à peu près, il suffit d'un doute pour que les mesures de précaution les plus rigoureuses doivent être prises. Ici, du reste, le doute n'existe pas, et il est établi que si la transmission de la maladie se fait à peu près à tous les moments, elle a principalement lieu dans la dernière période, quand la peau se dépouille, quand se fait ce que nous appelons la desquamation. Il faudra donc tenir dans une sorte de quarantaine le convalescent de scarlatine ou de rougeole et ne le recevoir à l'école qu'au moins un mois après sa guérison bien établie.

J'aurais voulu pouvoir vous parler des ablutions et des autres soins de propreté que vous devez exiger des enfants, mais cela m'entraînerait un peu loin. Ce sont, du reste, les corollaires indispensables de la sollicitude que vous devez apporter à veiller à ce qu'il ne s'introduise aucune maladie contagieuse dans l'école. Je n'y insiste donc pas et je passe aux attitudes de vos élèves, c'est-à-dire à la tenue de la classe, au point de vue de la santé corporelle.

Je vous recommanderai, avant tout, de ne pas astreindre les enfants à une immobilité trop longtemps prolongée. Hier on vous le disait, l'enfant est actif, laissez-le agir; bien mieux, il a une activité exubérante, mais cette activité, c'est sa vie, c'est la condition essentielle de son développement physiologique. Cette activité n'admet guère la contrainte, c'est pourquoi vous devrez avoir soin de varier ses travaux le plus possible, de telle façon qu'après une occupation d'une durée relativement courte, rarement de plus d'une heure, il y ait, non pas une récréation, — l'élève passerait tout son temps en récréations, — mais un exercice quelconque, qui coupe la classe et délasse l'esprit et le corps de l'enfant. Il y a un moyen bien simple, que vous pouvez mettre en pratique, et qui, du reste, est employé dans l'enseignement mutuel, c'est de faire exécuter une petite promenade autour de la classe, quand le moment arrive de passer d'une étude à une autre.

Le silence prolongé est aussi une mauvaise chose pour les enfants, leur respiration en souffre; aussi voyez avec quel bonheur ils poussent des cris désordonnés lorsque vous les lâchez, en dehors de la classe, dans les récréations. C'est qu'alors, obéissant instinctivement au besoin impérieux de respirer largement, ils mettent en jeu, trop bruyamment sans doute, mais d'une façon efficace, tous les muscles qui favorisent l'acte respiratoire. Je ne veux pas vous conseiller de les laisser crier ainsi dans la classe, dont la bonne tenue souffrirait beaucoup de cette gymnastique vocale; mais vous pouvez du moins accompagner de chants la promenade que vous faites exécuter en passant d'un exercice à un autre. Qu'ils chantent bien ou mal, peu m'importe; ce que je désire, c'est que leurs muscles soient mis en mouvement, aussi bien ceux de la poitrine que ceux des jambes et même des bras qui suivront tout naturellement le mouvement de la cadence.

A propos de ces mouvements cadencés des bras, qui sont si utiles pendant la marche, un de nos hygiénistes les plus distingués protestait, il y a une vingtaine d'années, contre la démarche que des instituteurs — qui, je le dis bien vite, n'appartenaient pas à l'Université — imposaient aux enfants conduits hors de l'école, à travers les rues de Paris. Ces enfants marchaient la tête courbée vers la terre et les bras croisés fortement sur la poitrine, tout le tronc conservant une sorte d'immobilité automatique. En vérité, on imaginerait difficilement une attitude plus contraire à l'hygiène et à la santé; l'imposer à des enfants, c'était renouveler pour eux la torture du maillot, rendue plus pénible encore, puisqu'à la gêne physique venait s'ajouter une sorte de compression morale, mille fois plus intolérable. Vous éviterez l'une et l'autre, et dans leurs promenades, vous laisserez vos élèves, libres de leurs mouvements, regarder librement devant eux comme il convient à quiconque se sent la conscience calme et tranquille.

Je me trouve conduit insensiblement à vous entretenir des punitions, au moins dans leurs rapports avec la santé. L'Université, vous le savez, agissant en bonne mère de famille, a proscrit, de la façon la plus formelle, les punitions corporelles, et on doit la féliciter de cet honneur rendu à la dignité humaine. Cette prohibition est entière, absolue; elle ne comporte aucune exception, et vous comprenez que ce serait la violer d'une manière fort grave, que de chercher à l'éluder en remplaçant les coups par des attitudes forcées, souvent plus cruelles que les coups. Mettre un enfant à genoux, et l'y laisser lontemps, est une torture plus grande qu'une taloche donnée dans un moment d'impatience; lui mettre, comme je l'ai vu faire il n'y a pas très-longtemps encore, mais toujours en dehors de l'Université, un livre dans chaque main et lui faire tendre les bras en croix, est un supplice inimaginable que vous vous garderez bien d'infliger.

Parmi les punitions, celles qui s'adressent à l'intelligence, les punitions en quelque sorte morales, sont celles que vous devrez toujours préférer, car elles n'altèrent pas la santé, et il me semble qu'elles sont les plus efficaces. Désignez dans la classe une place qui sera spécialement affectée aux plus mauvais élèves; il n'est pas nécessaire que ce soit la plus sombre ou la moins aérée, il suffira que ce soit le coin des enfants punis, et ce sera assez pour qu'aucun ne veuille l'occuper. Est-il possible d'imaginer une punition plus simple et plus innocente?

Il y en a une autre que vous pouvez infliger, en tenant compte des aptitudes particulières de l'enfant que vous voudrez punir. Vous savez que les facultés et les goûts diffèrent pour chaque enfant, et vous n'êtes pas sans avoir observé ce fait de physiologie bien connu, que le développement excessif d'une faculté peut nuire aux autres. C'est ainsi que le cheval de course ne peut fournir un travail pénible, exigeant de la force, et réciproquement. Si vous surveillez attentivement les aptitudes physiques de chacun de vos élèves, celles qui se révèlent par leurs jeux, vous verrez que celui qui excelle aux jeux d'adresse sera moins disposé à prendre part aux jeux où il faut déployer une certaine force; que l'un, plus chétif et plus faible, jouera constamment aux billes, tandis que l'autre, plus leste et plus vigoureux, préférera les barres, etc.

Or, le soin bien entendu de leur santé vous commande de surveiller leurs exercices de façon à les faire passer successivement de l'un à l'autre de ces jeux. Cela est assez difficile dans l'application, mais c'est alors que le chapitre des punitions peut vous venir en aide. A celui qui est trop calme, trop paisible, trop assidu aux billes, vous donnerez pour punition de jouer aux barres ou à la balle; celui qui est toujours en mouvement, qui a une vitalité exubérante sera suffisamment puni lorsque vous le condamnerez à ne participer qu'à des jeux calmes et tranquilles, et vos punitions, ainsi distribuées, produiront un très-grand effet, sans qu'il soit jamais permis à personne de vous taxer d'une sévérité excessive.

Vous voyez comment, à chaque instant, il vous est possible de veiller sur la santé des enfants, puisque vous pouvez faire non-seulement que les punitions ne compromettent en rien cette santé si précieuse, mais même qu'elles contribuent à son développement régulier. Je puis m'arrêter maintenant, car sur ce chapitre des punitions, comme sur toutes les autres questions que j'ai abordées devant vous, je ne veux ni ne dois aller au delà de ce qui concerne exclusivement l'hygiène et la santé de vos élèves. Mais il est de ces sujets qu'il suffit d'effleurer devant vous et de livrer à vos méditations, pour que vous en compreniez de vous-mêmes toute l'importance. J'ai peut-être eu le tort de comprendre un trop grand nombre de ces sujets dans le cadre de cette conférence, et je dois m'excuser de la rapidité en quelque sorte vertigineuse avec laquelle j'ai dû les faire passer sous vos yeux. J'ai donc grand besoin de me résumer et je le fais en vous disant :

Veillez avec une égale sollicitude sur ces jeunes âmes et sur ces jeunes corps; avec un soin égal laissez développer les forces physiques et les forces intellectuelles que vous voyez croître devant vous : car dans chacun de ces enfants, que l'État vous confie, il doit retrouver un jour un électeur et un soldat, c'est-à-dire la puissance morale et la puissance matérielle dans lesquelles notre Gouvernement puise toute sa force et qui font aujourd'hui notre France si calme et si unie au dedans, si grande et si respectée au dehors.

DEUXIÈME CONFÉRENCE

JEUDI 29 AOUT 1867

Vous entendrez exposer demain, dans un magnifique langage, les progrès que doit realiser la prochaine application de la nouvelle loi sur l'enseignement primaire[1].

J'ai bien des raisons pour me garder de déflorer ce sujet; d'abord, il n'est pas de ma compétence, puis je craindrais de diminuer le plaisir que vous aurez à l'entendre traiter par un des promoteurs les plus zélés de l'instruction gratuite et universelle : car, si je partage ses convictions, je ne saurais les développer et les défendre avec la même éloquence. Je me bornerai donc à attirer votre attention sur ce fait important, que la nouvelle loi consacre d'une manière officielle les cours d'adultes du soir, que vous avez fondés vous-mêmes, depuis peu d'années, avec un zèle et un dévouement dignes des plus grands éloges.

Vous avez donc à vous occuper maintenant de l'éducation des hommes, aussi bien que de celle des enfants; et ce mot *éducation*, que j'emploie à dessein, comprend, vous le savez comme moi, bien autre chose que l'instruction. C'est beaucoup, sans doute, que d'enseigner, à ceux qui l'ignorent, l'art de reconnaître les lettres de l'alphabet et de les assembler pour en former des syllabes et des mots; mais soyez-en bien convaincus, si le paysan,

1. Par M. Ch. Robert: Commentaire de la loi du 10 avril 1867.

même le plus illettré, ne devait pas apprendre autre chose dans vos cours du soir, il cesserait bien vite de les fréquenter. Pour lui, l'instruction se résume surtout dans les applications pratiques de la science, et si vous voulez l'intéresser, il vous sera indispensable d'ajouter à vos leçons de lecture et d'écriture, des notions de géométrie ou plutôt d'arpentage, d'histoire naturelle appliquée à l'agriculture, de physique ou de chimie usuelles. A ces notions viendront se joindre tout naturellement quelques éléments d'hygiène, et c'est justement en développant les principes de cette dernière science que vous trouverez l'occasion de faire véritablement l'éducation des habitants des campagnes.

Dans la précédente conférence, que j'ai eu l'honneur de faire à vos collègues, réunis dans cet amphithéâtre, j'ai parlé des soins commandés par l'hygiène des enfants; je me trouve donc tout naturellement conduit à vous entretenir des soins que nécessite l'hygiène des hommes faits, et particulièrement des agriculteurs.

Au premier rang des règles hygiéniques applicables aux hommes de toutes les professions, et surtout à ceux qui se livrent à de rudes travaux, figure comme l'une des plus importantes celle qui concerne les soins corporels : la propreté. Cette qualité essentielle ne brille pas précisément chez l'homme des champs. Je range au nombre des habitudes les plus utiles pour la santé, celle des ablutions répétées non-seulement d'une manière quotidienne, mais au moins deux fois par jour, le matin et même le soir. Elles sont indispensables pour le travailleur que la nature de ses occupations expose à séjourner au milieu de la poussière, alors qu'il est couvert d'une transpiration abondante. La sueur et la poussière forment sur son corps une crasse plus ou moins épaisse, sorte de mortier imperméable qui gêne essentiellement les fonctions de la peau. Quand cette crasse est de formation récente, quand on ne la laisse pas s'accumuler et qu'on a soin de l'enlever chaque jour, une simple lotion d'eau fraîche suffit pour la faire disparaître ; dans le cas contraire, il faut faire usage de savon. L'action du savon est le résultat d'une combinaison chimique fort simple. Le savon est, vous ne l'ignorez pas, un composé alcalin, dans lequel se trouve en abondance de la potasse ou de la soude ; la sueur est un acide : de leur mélange il résulte une combinaison chimique qui rend solubles dans l'eau les matières grasses dont la peau est recouverte. Le savonnage a donc cet avantage que le nettoyage se fait mieux et plus vite.

Les ablutions doivent se pratiquer, j'insiste sur ce point, non-seulement le matin, mais aussi le soir. Donnez pour prétexte l'obligation de se présenter dans un état de propreté convenable à l'école du soir ; mais retenez ceci, c'est qu'il y a grand avantage à ce que ces soins de propreté soient pris avant de se livrer au repos de la nuit. La peau, bien nettoyée, est plus assouplie, elle fonctionne et elle respire mieux ; — car la peau respire comme les poumons, — et le sommeil, pris dans ces conditions, produit un repos infiniment plus réparateur, qui donne à tout l'organisme une nouvelle vigueur, une nouvelle énergie.

Pour obtenir ces résultats d'une façon aussi complète que possible, les simples lotions ne suffisent pas toujours, il faut, en outre, faire usage des bains. Les bains ont été conseillés de toute antiquité ; on les employait même autrefois beaucoup plus largement qu'aujourd'hui, et vous savez qu'en Orient ils entrent dans la pratique ordinaire de la vie.

En ce qui concerne les enfants, j'ai agité ici la question de savoir si les bains doivent être donnés très-froids aux enfants naissants, et j'ai repoussé cette pratique. L'enfant nouveau-né doit être lavé quotidiennement, mais il ne doit prendre, peu de jours après sa naissance, que des bains tièdes, peu prolongés et renouvelés deux ou trois fois par semaine. Plus tard, à mesure qu'il avance en âge, qu'il prend des forces, on peut diminuer progressivement la température de l'eau, jusqu'à arriver à donner des bains presque froids, absolument comme les lotions de toilette, qui doivent être faites exclusivement avec de l'eau froide.

Pour les enfants, les bains sont faciles à prendre partout, même à la campagne, mais il n'en est pas toujours ainsi pour les adultes, et je ne me dissimule pas la difficulté que vous rencontrerez dans l'application des conseils que je dois vous donner à ce sujet. Je sais que le système de balnéation populaire n'est pas répandu dans les campagnes, et de cela nous n'avons pas lieu de nous étonner, puisque les bains publics, qui existent maintenant dans beaucoup de localités, n'ont été établis, pour la première fois, à Paris, que depuis 1837, et ne se sont propagés que depuis 1853, après que l'Empereur a eu fondé, à ses frais, un établissement modèle dans le quartier du Temple.

Mais ce qui étonne, c'est que les bains qui constituent non-seulement un si puissant moyen d'hygiène, mais souvent aussi un excellent moyen de traitement pour les malades, soient aussi ignorés qu'ils le sont, même de la partie aisée de la population rurale. Je pourrais citer des chefs-lieux de canton où l'on ne trouve pas seulement une baignoire. Lorsqu'un bain est ordonné par le médecin, on plonge le malade dans un cuvier ; il s'y trouve très-mal, obligé qu'il est de se replier sur lui-même sans pouvoir s'étendre, et si son état est grave, on a une peine inouïe, tant à le maintenir accroupi dans son bain, qu'à l'y plonger et à l'en retirer.

Dans quelques villages, — je ne sais si cet usage est répandu dans toutes les campagnes, mais je l'ai vu pratiquer, — on se sert, comme de baignoire, du coffre dans lequel on pétrit le pain. Cette baignoire est excellente, parce que la pâte qui remplit les interstices du coffre le rend parfaitement étanche, ce qui empêche l'eau de se répandre au dehors; l'on peut s'y étendre à l'aise; mais je ne puis m'empêcher de vous faire remarquer que c'est là un singulier assaisonnement pour le pain qu'on y pétrira plus tard.

Ces deux moyens de prendre des bains, dont l'un est pénible et l'autre peu ragoûtant, ne sont pas de nature à permettre une grande extension de leur emploi hygiénique. Le plus grand obstacle à cette extension résultera toujours, plutôt de la difficulté de se procurer de l'eau chaude en quantité suffisante, que de la difficulté d'avoir une baignoire. C'est surtout aux environs des usines, là où fonctionne une machine à vapeur, qu'il est possible, en utilisant l'eau chauffée par la condensation de la vapeur, d'obtenir des bains chauds à peu de frais. En cas pareil, on obtient très-facilement des industriels, dont les ouvriers constituent la majeure partie de la population agglomérée autour de leur usine, qu'ils établissent une salle de bains accessible pour tous, sinon tout à fait gratuitement, au moins moyennant une rétribution insignifiante.

Si la pratique des bains présente certaines difficultés pendant l'hiver où il faut de toute nécessité se procurer des bains chauds, il n'en est pas de même pendant l'été, où l'on fait usage des bains froids. Presque partout une rivière, un ruisseau, une pièce d'eau quelconque se trouve à proximité du village. Habituez vos élèves, enfants, à aller s'y plonger journellement et ils ne manqueront pas d'y retourner quand ils seront adultes. Alors, l'hiver venu, ces immersions fréquentes, dont ils auront contracté l'habitude, leur manqueront sans doute, et ils chercheront peut-être les moyens d'installer des bains chauds, qui leur seraient si utiles en leur permettant de satisfaire à l'une des plus impérieuses prescriptions de l'hygiène.

Je ne veux pas prendre texte de la propreté pour insister outre mesure sur les soins à donner à la toilette; cet excès, déplacé partout, le serait tout particulièrement ici; cependant je ne puis omettre de vous indiquer, à propos des vêtements, certaines précautions qui peuvent exercer l'influence la plus manifeste sur la santé. La plus essentielle pour l'homme des champs est d'éviter, autant que possible, de remettre le lendemain d'un jour de pluie les vêtements qu'il avait sur lui la veille. Certes, aujourd'hui les tissus communs sont descendus à des prix tellement bas, que tous, même les plus pauvres, peuvent avoir un vêtement de rechange, pour s'en servir le lendemain d'un jour de pluie. Je n'ai pas besoin d'insister bien longuement pour vous faire comprendre toutes les conséquences fâcheuses que peut avoir, pour la santé, une pratique contraire. Sans les connaître toutes, il vous est facile de pressentir une partie des maladies auxquelles s'expose celui qui revêt un vêtement encore humide et le garde sur lui pendant toute une longue journée froide et brumeuse. Que de rhumatismes invétérés, que de fluxions de poitrine, que de fièvres prolongées ne reconnaissent pas d'autre cause! Faites bien comprendre au paysan que sa santé est le capital le plus actif et le plus utilement productif dont il puisse disposer, et que c'est en le ménageant qu'il réalisera les plus sérieuses économies. Au surplus, l'achat d'un second vêtement, qui pourra être porté pendant que l'autre séchera au coin du feu, ne doit pas être une dépense au-dessus des ressources même du plus pauvre journalier.

Comme corollaire des soins de proprete personnelle qui m'ont conduit à vous parler de la nécessité des ablutions fréquentes et des bains, je ne puis omettre la nécessité non moins indispensable de changer fréquemment de linge de corps. Ce linge, qui s'imprègne de sueur et qui reçoit trop souvent bien d'autres souillures, doit être soumis à des lavages fréquents, et je voudrais qu'il pût être renouvelé plus d'une fois par semaine.

Après nous être occupés de l'homme lui-même et des vêtements qui l'enveloppent, passons aux habitations qui l'abritent. Vous savez combien sont étroites, humides, malpropres le plus grand nombre des habitations de paysans.

L'incurie qui se remarque dans la tenue des maisons n'a pas tous les inconvénients qu'elle pourrait avoir, par la raison que le campagnard ne réside pas dans sa maiso un temps aussi long que le fait l'ouvrier des villes. Cependant il faut songer que si pendant l'été il n'y séjourn pas plus de sept à huit heures consécutives, en hiver i rentre à cinq heures du soir pour ne ressortir que le lendemain vers huit heures du matin; c'est donc un séjou de près de quinze heures dans la maison, et ce séjour es assez prolongé pour influer activement sur sa santé, si le conditions hygiéniques sont mauvaises.

Une condition essentielle à rechercher pour assurer l salubrité d'une maison, c'est son orientation. Lorsqu'o construit une maison, sans être gêné par aucune servi tude de voisinage, on est assez généralement disposé l'orienter de l'est à l'ouest, c'est-à-dire à placer une fa çade au soleil levant et l'autre au soleil couchant, afi de s'abriter du vent du nord et de la chaleur excessiv du midi. Cette manière d'opérer, excellente en théorie n'est pas, appliquée dans notre pays, aussi parfaite qu'o pourrait le supposer.

En effet, l'expérience nous montre que, dans la plu grande partie de la France, les vents les plus insalubre sont les vents d'ouest; ce sont aussi ceux qui s'accom pagnent le plus fréquemment de la pluie; par conséquen au lieu d'ouvrir sa maison à l'ouest, on doit songer, a contraire, à l'abriter contre ces vents humides et pern cieux. La meilleure orientation est celle du nord au suc Quant à l'ouest, c'est le côté qu'il faut réserver, auta que possible, pour les gros murs pleins. Vous avez sa doute remarqué que les murs placés dans cette directio sont généralement humides, qu'ils se décrépissent plu rapidement, et demandent plus d'entretien que les autre aussi, dans beaucoup de localités, est-on forcé de l abriter en les couvrant d'ardoises, de planches imbr quées les unes sur les autres, ou de chaume. Le mieu est de réserver, pour le côté de l'ouest, les constru tions accessoires, telles que les hangars, les remises, an nexes indispensables de toute maison isolée; le toit très incliné de ces constructions accessoires s'appuyant, d'une part, sur le pignon, et descendant de l'autre assez près du sol, permet à l'eau poussée par le vent de s'écouler sans s'infiltrer dans les murs de l'habitation, et, par conséquent, sans apporter à cette dernière une humidité malsaine. En Provence, c'est le côté de l'est et plus particulièrement du sud-est qui doit être ainsi protégé.

Quand on a réglé l'orientation d'une maison à construire, on doit s'occuper de l'état du sol, sur lequel elle doit être bâtie.

Beaucoup de villages sont construits sur des points culminants, et c'est dans un but plutôt économique qu'hygiénique que ces constructions ont été élevées sur les rochers, là où le terrain est le moins fertile. Généralement ces habitations, ainsi placées, sont saines et salubres, parce qu'elles sont loin des flaques d'eau et des ruisseaux marécageux, dont les émanations sont si pernicieuses pour la santé. Leur salubrité est, en outre, assurée par la bonne aération à laquelle elles sont exposées. Mais la question économique qui fait élever ces constructions dans des lieux secs et bien aérés, fait aussi que, dans certaines autres localités, on construit les habitations dans des lieux bas et humides, afin d'utiliser pour cet objet le terrain le moins favorable à la culture. Vous devrez, autant que possible, combattre cette dernière tendance, parce que les maisons situées sur les terrains humides, dans les bas-fonds, sont extrêmement dangereuses pour la santé de leurs habitants, qui s'y trouvent exposés à de nombreuses et graves maladies, dont l'influence fâcheuse sévit principalement sur les femmes et les enfants.

Enfin, le sol de la maison elle-même doit aussi attirer l'attention, au point de vue de l'hygiène. On voit, dans beaucoup de villages, le sol des maisons rester au même niveau que le terrain voisin ; souvent même il est situé plus bas. C'est là une condition extrêmement défavorable pour la santé, d'autant plus que la plupart du temps ce sol n'est pas pavé, et qu'il n'y a au-dessous aucun espace vide, aucune cavité, telle que cave ou cellier, qui l'isole du terrain sur lequel la maison est construite. Il en résulte que ce sol non-seulement conserve toute l'humidité des terrains environnants, mais qu'il s'imprègne, en outre, de toute celle provenant des eaux ménagères répandues, avec la plus grande incurie, au milieu même de la pièce où se préparent les aliments.

Cela est d'autant plus grave que cette pièce, le plus souvent unique, constitue à elle seule toute l'habitation du paysan, et qu'il la partage non-seulement avec les chiens, ces compagnons fidèles de l'homme, à qui il fait bien de donner abri sous son propre toit, mais avec des volailles et avec d'autres animaux beaucoup plus immondes. Ces derniers quadrupèdes n'ont pas seulement, comme les autres, le défaut de souiller le sol de leurs excréments, mais leur voracité ne recule devant rien, et on les a vus bien des fois dévorer de malheureux petits enfants, laissés imprudemment à leur portée, dans des berceaux trop bas. L'entrée de l'habitation devrait donc leur être absolument interdite, dans un but de salubrité et de sécurité pour les habitants.

L'humidité est plus difficile à expulser, cependant on en peut venir à bout. On peut faire creuser, autour du mur de la maison, à l'extérieur, une rigole dont le niveau, placé plus bas que le sol de l'intérieur, facilitera l'écoulement des eaux contenues dans ce dernier, en établissant une sorte de drainage.

J'insiste sur ces précautions, parce qu'elles me semblent indispensables pour que la santé de l'ouvrier des champs soit mise, autant que possible, à l'abri des circonstances fâcheuses qui peuvent contribuer à l'altérer. On a souvent comparé l'état plus robuste du paysan avec l'état malingre de l'habitant des villes; cela tient à plusieurs causes que je ne puis énumérer toutes en ce moment. Mais je ne voudrais pas que vous pussiez vous faire une trop grande illusion sur la mauvaise santé des habitants des villes, non plus que sur la vigueur plus robuste de l'homme des champs : l'un est soumis à plus d'influences maladives que l'autre, mais ce n'est pas ce dernier qui y résiste le mieux. L'expérience prouve, en effet, que si les épidémies sont plus rares au village, grâce à la plus grande dissémination des maisons, grâce à la vie plus active en pleins champs, grâce à l'absence des vives émotions qui assaillent sans cesse le citadin ; il n'en est pas moins vrai que du jour où l'épidémie vient s'implanter dans un village, elle y fait proportionnellement plus de victimes qu'à la ville. N'y a-t-il pas, dans ce fait, bien positif, de quoi éveiller toute la sollicitude de ceux qui s'intéressent à la santé des populations rurales ?

Vous avez, bien des fois, remarqué cette grande faute au point de vue de l'hygiène et qui est si générale dans beaucoup de villages : l'absence de fenêtres. Sur 6 millions d'habitations rurales, on a compté 3 millions et demi de véritables cabanes n'ayant, le plus souvent, pour toute ouverture que la porte, et quelquefois possédant une ou plus rarement deux fenêtres basses, étroites, et qui ne s'ouvrent jamais. On se demande comment peuvent respirer les individus qui s'abritent dans ces espèces de tanières, privées d'air et de lumière, c'est-à-dire des deux agents les plus essentiels à la conservation et à l'entretien de la vie.

On a supposé que la crainte de l'impôt est une des causes principales de cette incroyable incurie ; ce ne peut être certainement la seule raison, car cet impôt en lui-même n'est pas très-onéreux. Mais si on l'invoquait devant vous, je puis vous indiquer un moyen de diminuer, au moins momentanément, pour les habitants de ces maisons mal aérées et mal éclairées, le poids de cet impôt qu'ils redoutent. La loi sur les logements insalubres, qui a été édictée au mois d'avril 1850 et qui, jusqu'à présent, a été appliquée exclusivement aux habitations des villes, stipule que tout conseil municipal peut, quand il le juge nécessaire, nommer une commission de cinq à neuf membres pour visiter les logements insalubres, rechercher les causes d'insalubrité, indiquer les réparations nécessaires pour rendre les localités habitables. La loi ajoute, dans un de ses articles, que quand des ouvertures auront été faites après avoir été ordonnées par cette commission, ces ouvertures resteront pendant un certain temps exonérées de l'impôt des portes et fenêtres. Il est vrai que cette exonération n'est prévue que pour les locaux occupés par des tiers, et la loi ne dit pas que la même faveur devra être accordée aux propriétaires, qui feront les réparations dans leur propre logement. Mais, comme il s'agit là d'une grande mesure d'hygiène, je ne doute pas que si un conseil général demandait au Ministre des finances de faire, pendant un certain temps, remise de cette charge aux habitants des campagnes qui voudraient assainir leur demeure, cette demande ne soit favorablement accueillie.

D'après un signe d'assentiment que me fait en ce moment M. le Secrétaire général, je me crois autorisé à vous laisser espérer que le Ministre de l'instruction publique ne se refuserait pas à apostiller une semblable demande, si elle était adressée à son collègue des finances.

Les portes et les fenêtres des habitations rurales présentent généralement dans leur installation un vice qui, plus peut-être que la crainte de l'impôt, empêche de les multiplier autant qu'il serait utile. Elles sont toujours mal closes; non-seulement parce qu'elles joignent mal, mais aussi parce que les portes présentent dans le bas une échancrure pour laisser passer le chat; il en résulte qu'elles permettent l'introduction de courants d'air froid, fort désagréables pour les habitants. Ces courants d'air se font ressentir d'une façon fort pénible, quoique la quotité d'air qu'ils apportent ne soit pas suffisante pour assurer le renouvellement de celui qui est déjà contenu dans la maison. Vous comprenez que, dans ces conditions, le paysan, plus frappé des inconvénients de l'air venant du dehors que de ses avantages, lui ménage parcimonieusement toutes les issues, et que non content de lui ouvrir un accès insuffisant dans sa demeure, il cherche encore à se protéger pendant le sommeil contre ses atteintes.

Pour parvenir à ce but, non-seulement il relègue son lit dans un coin obscur de la pièce, loin des portes et des fenêtres, mais même il l'entoure de planches, de façon à en faire une sorte d'armoire, plutôt qu'un lit véritable. Cette disposition du lit, très-communément adoptée dans les campagnes, est tout à fait contraire aux règles de l'hygiène. C'est au milieu de la pièce que devrait être placé ce meuble si utile, dans lequel l'homme vient se reposer de ses fatigues de la journée ; et vous devez vous attacher à démontrer combien sont insalubres et nuisibles pour la santé ces sortes de soupentes infectes, dans lesquelles l'air ne circule pas, n'est jamais renouvelé et qu'il est pour ainsi dire impossible d'assainir quand elles ont été occupées, pendant un certain temps, par un individu affecté d'une maladie grave.

Dans les visites que vous allez faire à l'Exposition, vous remarquerez que l'emploi des métaux tend à se répandre de plus en plus dans les arts et dans l'industrie. Permettez-moi d'attirer tout particulièrement votre attention sur les progrès que cet usage des métaux a réalisés au point de vue des constructions et de l'ameublement. C'est surtout le lit qui a été perfectionné, simplifié en même temps qu'assaini. Rien n'est plus commode qu'un lit en fer, et le prix en est si minime que je ne comprends pas que l'usage n'en soit pas plus répandu dans les campagnes. Conseillez-le, en prêchant d'exemple au besoin, et sachez que dans un lit entouré d'un simple rideau, qui vous permettra de respirer une atmosphère pure et salubre, vous serez autant abrité des courants d'air que dans une alcôve noire et infecte.

Je ne veux pas quitter cette question du mouvement

et du renouvellement de l'air dans les lieux habités, sans vous donner, à ce sujet, quelques conseils pratiques qui trouveront leur application non-seulement dans les maisons particulières de vos voisins, mais aussi dans votre école, laquelle doit servir de modèle, aussi bien au point de vue de l'installation hygiénique, qu'au point de vue de la bonne tenue extérieure.

Je demandais tout à l'heure quels sont les départements qui se trouvent représentés ici, en ce moment, parce que j'aurais cherché à appliquer plus spécialement mes préceptes aux besoins des localités que vous habitez, mais ce que j'ai à vous dire est assez général pour pouvoir trouver partout son application, et la petite différence qui pourrait résulter de l'emploi plus habituel de la houille ou du bois comme moyen de chauffage, peut être considérée comme insignifiante, au point de vue de la ventilation et du renouvellement de l'air.

C'est, en effet, par l'intermédiaire du chauffage que le renouvellement de l'air, qui est une condition indispensable pour la santé, devra être assuré dans une pièce habitée. Dans toutes les habitations de la campagne, la pièce principale, je devrais dire l'unique pièce de la maison, est celle dans laquelle se préparent les aliments. On y trouve, en toute saison, un foyer allumé. Que ce foyer soit alimenté par du bois, du charbon de terre ou de la tourbe, les conditions du tirage de la cheminée sont à peu près les mêmes, et le renouvellement de l'air en est la conséquence, aussi bien dans un cas que dans l'autre. Malheureusement, et cela est plus habituel dans les campagnes où l'on brûle surtout du bois, les cheminées sont trop grandes, trop larges, elles ne tirent pas et permettent à tous les vents de refouler la fumée dans l'habitation. Ce refoulement de la fumée est une nouvelle cause d'insalubrité qui vient s'ajouter à tant d'autres ; il nécessite l'ouverture à peu près permanente de la porte, et justifie ces fissures de la porte ou des fenêtres, dont je vous signalais les nombreux inconvénients. Avec un conduit de cheminée mieux organisé, plus rétréci, on éviterait ce refoulement de la fumée et aussi l'entrée de l'air froid qui, la nuit, quand le feu est éteint, s'introduit par cette immense ouverture. Il y a donc tout avantage à avoir des cheminées plus étroites; avec elles on obtient un bon tirage, et alors voyez ce qui arrive : l'air contenu dans le coffre de la cheminée se dilate sous l'influence de la chaleur, il devient plus léger et il s'élève dans le tuyau, comme le premier ballon des Montgolfier s'est élevé, par la même raison, dans l'atmosphère. Mais à mesure qu'il s'élève ainsi dans la cheminée, pour aller sortir par l'extrémité supérieure du tuyau, cet air est remplacé par de l'air pris dans l'appartement. Celui-ci traverse, à son tour, le foyer pour suivre le même chemin, et il s'établit ainsi un véritable courant qui, dans un temps donné, fait passer, par le conduit de la cheminée, tout l'air vicié de la pièce, lequel est lui-même immédiatement remplacé par de l'air pur, venu du dehors, à travers les portes ou les fenêtres.

Ce renouvellement de l'air ne se produit pas aussi bien avec un poêle, dont le tuyau est un peu trop étroit pour cela; car, si les cheminées trop grandes ont leurs inconvénients, celles qui sont trop petites sont insuffisantes pour assurer le renouvellement de l'air, dans de bonnes conditions hygiéniques. Le poêle est dans ces conditions; mais on peut rendre son emploi très-salubre au moyen d'un petit subterfuge, que je dois vous indiquer. Faites passer le tuyau du poêle au milieu d'une espèce de manchon s'ouvrant, d'une part dans la pièce à chauffer, de l'autre, à l'extérieur, à l'endroit où le tuyau va déverser la fumée. Lorsque le tuyau sera échauffé par le passage de la fumée, il échauffera l'air contenu dans le manchon qui l'enveloppe; cet air, devenu plus léger, s'élèvera dans ce manchon, sortira par son extrémité supérieure et sera remplacé par l'air vicié venu de la pièce habitée. Les petits serpents de papier que, sous forme de jouets, on place au voisinage des tuyaux de poêles, vous indiquent assez que là se passe un mouvement incessant de l'air environnant, et que ce mouvement se fait, comme je vous le dis, de bas en haut.

Supposez maintenant que le tuyau de votre poêle, au lieu d'aller directement à l'extérieur, aille dans une cheminée, et que, par économie ou par tout autre motif, vous ayez supprimé l'usage de cette cheminée, alors la ventilation pourra se faire autour du tuyau de poêle sans l'addition d'un manchon supplémentaire, le tuyau de la cheminée en tenant lieu. Cette condition se rencontre très-fréquemment à Paris, dans beaucoup de ménages d'ouvriers où l'on établit, au milieu de la pièce, un poêle servant à préparer les aliments, et dont le tuyau se rend dans le coffre de la cheminée ; seulement on a la précaution désastreuse de fermer le bas de la cheminée. Il est vrai qu'on fait ainsi une économie au point de vue de la température, mais on n'a pas la moindre ventilation, et on peut s'asphyxier parfaitement, car le foyer de ces poêles est souvent découvert, comme celui des fourneaux ordinaires, et il laisse dégager dans la pièce les vapeurs délétères du charbon en combustion. Des exemples d'accidents survenus dans ces conditions ne sont pas rares à Paris ; je vous les signale pour que vous sachiez à quels dangers expose un mauvais système de chauffage, dans lequel la libre circulation de l'air n'est pas parfaitement assurée.

Je vous en ai assez dit à ce sujet pour vous faire comprendre combien il est essentiel que les portes et les fenêtres d'une habitation soient larges et nombreuses, afin de donner accès en même temps à l'air et à la lumière, car la lumière est aussi un élément indispensable de l'hygiène.

Au nombre des causes qui, dans une foule de cas, contribuent à altérer la salubrité de l'habitation du paysan, je dois ranger le voisinage de l'étable qui, trop souvent, communique avec la pièce d'habitation, et se confond ainsi en quelque sorte avec elle. Cela peut être commode pour la surveillance, mais c'est détestable pour l'hygiène.

Enfin, si nous sortons de l'habitation, nous trouvons, tout auprès, des tas de fumier accumulés dans des trous qu'entourent des flaques d'eau croupissante; puis, par les chemins tout boueux, des tas de feuilles sèches, de fougère ou d'ajoncs, qui sont mis là pour suppléer à la production insuffisante du fumier. Cette habitude est peut-être excellente au point de vue de l'intérêt agricole; mais, pour mon compte, je la déplore au point de vue de l'hygiène, car le village ne doit pas être une fabrique d'engrais. D'ailleurs ces conditions, mauvaises pour la salubrité, ne sont pas aussi excellentes pour l'agriculture qu'on serait tenté de le croire. Les éléments essentiels de l'agriculture vous seront certainement indiqués dans ces conférences; et on vous dira alors, mieux que je ne pourrais le faire, que le fumier qui a été laissé en fermentation pendant longtemps est moins bon que celui qui est employé à une époque plus récente : d'où vous conclurez qu'il y a tout avantage à ne pas laisser des tas infects s'accumuler et séjourner autour des habitations.

Puisque l'hygiène et l'agriculture ont un égal intérêt à ce que le fumier soit transporté le plus rapidement possible au milieu des champs, là où il doit être utilisé, ne trouvez-vous pas, comme moi, que tout le monde gagnerait à ce que des dispositions réglementaires de police administrative, comme celles qui sont appliquées dans les villes, fussent prises pour interdire l'établissement de fumiers et le dépôt des immondices de toute nature auprès des maisons, dans les villages? En attendant qu'une telle interdiction soit prononcée d'une façon réglementaire, vos recommandations, données d'une façon soutenue, au double point de vue agricole et hygiénique, peuvent exercer une grande influence sur la manière d'être des paysans, en leur faisant prendre des habitudes de propreté qu'ils paraissent complétement ignorer.

Dans beaucoup de villages, le cimetière, placé autour de l'église, contrairement à la loi, est souvent une cause manifeste d'insalubrité, qui s'aggrave par ce fait que les fosses ne sont pas toujours creusées à la profondeur réglementaire.

Je ne puis vous parler de l'hygiène du cultivateur sans vous dire un mot de son alimentation. Elle a été certainement améliorée beaucoup depuis quelque temps, et un des agents les plus puissants de cette amélioration, c'est le vaste réseau de routes et de chemins de fer dont notre sol s'est si rapidement couvert. Grâce aux moyens rapides de communication, les denrées ont pu se répandre facilement dans toutes les parties de la France; aussi l'alimentation des campagnards a-t-elle beaucoup gagné. Il y a cent cinquante ans, Vauban disait qu'un grand nombre d'agriculteurs ne mangeaient de froment que pendant une partie de l'année, et ne mangeaient jamais de viande. Aujourd'hui, il est peu de cultivateurs qui ne consomment du froment, et l'usage de la viande est peut-être plus généralement répandu encore. Aussi ne nous contenterions-nous plus de la poule au pot, le dimanche, comme le voulait le bon roi Henri IV. Nous voudrions que les paysans pussent manger de la viande, non pas tous les jours, cela n'est pas indispensable, mais au moins deux ou trois fois par semaine et surtout pendant le temps de la moisson, où un labeur plus pénible réclame une alimentation plus fortifiante.

La meilleure manière de répandre l'usage de la viande dans le peuple, c'est de favoriser la production de cet aliment. Or, sur ce point encore, vous trouverez l'hygiène en parfaite concordance avec l'agriculture, tant il est vrai que les sciences véritablement utiles à l'homme, loin de se combattre ou de se nuire, se prêtent toujours un mutuel appui. Or le véritable *desideratum* des économistes et des agriculteurs, c'est la production plus grande du bétail et, par conséquent, de la viande. Le bétail, en effet, rend par l'engrais à la terre la majeure partie de ce qu'il lui a pris dans les prairies, ce que ne font pas les céréales. Poussez donc les paysans le plus activement possible à produire de la viande, ce sera le vrai moyen de leur en faire consommer. La production des céréales et en particulier du blé peut être facilement suppléée par l'importation, tandis que pour la viande nous livrons plus à l'étranger, en ce moment-ci surtout, que nous ne recevons de lui; et de tous les produits agricoles, c'est celui qui se place le plus facilement.

L'usage des boissons fermentées, comme le vin, la bière, le cidre, le poiré, est utile pour la santé, quand il reste dans les limites modérées, et il y a d'autant plus avantage à les faire entrer dans la consommation journalière, que c'est la meilleure manière d'éviter les excès auxquels se livrent ceux qui n'en usent qu'exceptionnellement, dans des jours de débauche.

L'alimentation doit être un peu relevée, et certaines épices ont pour résultat de rendre plus faciles à digérer des mets qui, par leur fadeur naturelle, sont assez indigestes. De ce nombre sont surtout les aliments ordinaires des paysans, tels que le laitage, les légumes farineux, haricots, pommes de terre et lentilles. Les épices qui favorisent la digestion de ces aliments, essentiellement lourds et indigestes, sont ceux qui se recueillent naturellement sur notre sol : le sel, dont l'homme ne peut se passer et dont tous les animaux sont si friands, l'ail, l'échalote, l'oignon, le lard frit, le fromage. Tous ces mets, dont la saveur de haut goût inspire des terreurs à l'estomac délicat de nos petites-maîtresses, sont utiles, indispensables même au paysan, pour lui permettre de digérer sa nourriture grossière.

Pour que la digestion se fasse bien, régulièrement, dans de bonnes conditions, il faut que l'homme ne se livre pas à un exercice fatigant immédiatement après le repas. Aussi voyez-vous que l'on accorde un certain temps aux ouvriers qui se livrent à de pénibles labeurs, non-seulement pour qu'ils puissent prendre leurs repas, mais aussi pour leur permettre de se reposer ensuite, afin que la digestion s'opère sans trouble. C'est une nécessité commandée par l'hygiène et que vous devez à votre tour indiquer aux habitants des campagnes.

L'utilité du repos après le repas est du reste rendue bien évidente par une expérience fort simple, que je vous demande la permission de vous raconter.

Un physiologiste avait donné abondamment à manger à deux chiens de même taille; après le repas, l'un fut laissé au repos, l'autre entraîné à la chasse, et on le fit courir activement pendant deux heures. Au bout de ce temps, ils furent sacrifiés tous les deux. On vit alors que chez celui qui était resté au repos, la digestion se faisant régulièrement, ses aliments avaient subi une transformation complète, comme ils doivent la subir d'ordinaire, pendant ce laps de temps. Chez celui qu'on avait fait courir, au contraire, on retrouva les aliments dans l'état où ils avaient été pris; ils étaient passés de l'estomac dans l'intestin sans avoir subi le travail de la digestion.

Ce que l'on a vu chez ces deux chiens qu'il a fallu sacrifier pour réaliser une expérience complète, a pu être observé de même chez l'homme nombre de fois et tout à loisir. Voici dans quelles circonstances.

Un jeune Canadien, étant à la chasse, reçut un coup de fusil dans le ventre ; il en résulta une plaie énorme, qui pénétrait jusqu'à l'estomac. La plaie guérit, mais il resta une ouverture, ce que nous appelons une fistule, qui s'ouvrait dans l'estomac et permettait de voir tout ce qui s'y passait. Grâce à cette fistule, son médecin, homme fort intelligent et fort instruit, put étudier tous les secrets de la digestion. Entre autres choses importantes, il constata que la digestion est troublée ou ralentie par un exercice violent fait immédiatement après le repas, surtout lorsque cet exercice provoque la sueur.

Cette brève indication de la nécessité d'un repos relatif après le repas, devrait me conduire à vous parler des conditions dans lesquelles l'exercice doit être pris et de sa réglementation, qui est fort importante, au point de vue hygiénique.

J'y suis d'autant plus sollicité que, dans le programme des conférences que j'ai l'honneur d'être appelé à faire ici, il est question de gymnastique et d'hygiène. Jusqu'à présent je n'ai parlé que de l'hygiène; mais c'était bien le point le plus véritablement essentiel, car les personnes auxquelles vous devrez reporter les enseignements que je vous donne ont plus souvent occasion de faire trop d'exercice que de n'en pas faire assez. Pour eux donc il faut réglementer le repos plutôt que l'exercice, contrairement à ce qui est nécessaire pour les habitants des villes.

Je ne dois pas oublier qu'à côté du paysan qui agit trop, se trouve l'instituteur qui, lui, n'agit pas assez; et c'est à vous que je veux recommander l'exercice dans l'intérêt de votre propre santé. Les classes que vous faites le soir sont un moment de délassement et de repos pour vos élèves adultes, tandis que, par compensation, c'est en vous livrant à quelques travaux des champs que vous parvenez à vous délasser des fatigues de votre classe. Il vous faut de l'exercice, et vous vous trouverez bien de faire des promenades, de partager les jeux de vos enfants, pendant la récréation, de vous livrer à quelques travaux de jardinage.

Pour que la machine humaine fonctionne régulièrement et soit maintenue dans un bon état d'entretien, il faut qu'il y ait un parfait équilibre entre les forces intellectuelles et les forces physiques. Quand on fait travailler trop les muscles, l'intelligence s'alourdit; quand, au contraire, on cultive exclusivement l'intelligence, le corps humain s'étiole, perd une partie de ses forces; il n'a plus ni vigueur ni souplesse. Exercez donc l'un et l'autre dans de justes proportions. Pour vos élèves adultes, la classe du soir sera, je le répète, ce repos qui leur est nécessaire, et elle leur profitera de toute manière en développant leur esprit, en améliorant leur situation, en leur indiquant les moyens de conserver leur santé, qui est toute leur fortune. Croyez-vous que vous n'aurez pas accompli un grand progrès quand vous aurez amené les gens de la campagne à comprendre ainsi la nécessité de cultiver leur intelligence?

Quant à vous, n'oubliez jamais que l'éducation du corps doit marcher de front avec l'éducation de l'esprit, et que, loin de chercher à les séparer, il est de votre devoir de les tenir étroitement unies, dans un même enseignement. En agissant ainsi, vous rendrez un important service aux populations rurales, près desquelles vous êtes appelés à remplir un véritable apostolat de civilisation.

Lorsque, dans un discours demeuré célèbre, M. le Ministre de l'instruction publique rappela le portrait que La Bruyère avait tracé du paysan, au temps de Louis XIV, beaucoup de personnes, trop enthousiastes de ce bon vieux temps, se montrèrent fort émues et critiquèrent amèrement une semblable exhibition. D'abord on contesta la ressemblance, puis on assura que l'on a beaucoup marché depuis cette époque. On a marché, il est vrai, grâce à la révolution de 1789! Et cependant, malgré l'irrésistible élan donné à toutes nos institutions par ce grand événement, le chemin parcouru jusqu'à ce jour n'est pas aussi étendu qu'on serait tenté de le supposer. Pour vous le prouver, laissez-moi placer sous vos yeux, à côté du paysan de La Bruyère, le portrait du paysan de nos jours, tracé non plus par un écrivain humoristique, par un philosophe plus ou moins misanthrope, mais par un hygiéniste, par un médecin, par un de ces hommes à l'esprit calme, positif et froidement observateur qui disent ce qu'ils voient, sans se laisser aller à aucune boutade littéraire.

Voici d'abord le portrait de La Bruyère :

« On voit certains animaux farouches, des mâles et des femelles, répandus dans la campagne, noirs, livides, et tout brûlés du soleil, attachés à la terre qu'ils fouillent et qu'ils remuent avec une opiniâtreté inconcevable. Ils ont une voix articulée, et, quand ils se lèvent sur leurs pieds, ils montrent une face humaine, et en effet ce sont des hommes. Ils se retirent la nuit dans des tanières où ils vivent de pain noir, d'eau et de racines. »

Voici maintenant ce que le docteur Motard écrivait en 1841 dans le second volume de son *Essai d'hygiène générale :*

« L'agriculteur est, par la violence et par la continuité de ses travaux, exposé à des causes de torpeur intellectuelle, et de fait il brille fort peu par l'entendement. L'isolement dans lequel la nature de ses travaux mêmes le conserve, le rend souvent peu sociable et entretient au plus haut degré dans son cœur les sentiments d'égoïsme, de méfiance et de susceptibilité. Habitué à vivre avec ses bêtes de labour, il prend peu à peu des mœurs sauvages, comme la vie qu'il mène. Taciturne, entêté, sournois dans ses rapports avec ses semblables, il ne paraît occupé que des influences atmosphériques qui lui apportent la stérilité ou la richesse. Courbé tout le jour sur le champ qu'il arrose de sueurs, il se pénètre à loisir du sentiment poignant de la propriété ; il s'habitue à regarder son champ comme l'univers, sa terre ou sa gerbe comme une portion de lui-même ; il aime ses enfants comme un bien qui rapporte.... »

Je m'arrête sur ce portrait qui, depuis 1841, a pu, dans beaucoup de communes, cesser d'être ressemblant ; cependant je dois vous dire que quelques lignes plus bas, l'auteur indique le remède : c'est ce que fait toujours un médecin sérieux.

« C'est à l'agriculteur que l'État doit surtout porter le bienfait de l'instruction primaire, qui lui manque si essentiellement. »

Ce remède c'est, comme vous le voyez, l'instruction

largement répandue dans les campagnes, mais la difficulté consistait moins à l'indiquer qu'à savoir l'appliquer.

Ce sera l'éternel honneur du Ministre qui préside aux destinées actuelles de l'instruction publique d'avoir compris comment cette application doit être faite. C'était, croyez-le bien, une tâche hardie, audacieuse autant que belle, que celle qu'il a entreprise, de rénover complétement la société française, avec calme, sans révolution et sans secousses, par le seul fait de la diffusion de l'instruction. S'il se fût borné à répandre plus largement cette instruction parmi les enfants, eût-il atteint son but? Il est permis d'en douter, et, en tout cas, le chemin eût été long et difficile. Mais il a vu que ceux-là seuls qui sont illettrés résistent à envoyer leurs enfants à l'école, et il a pensé que le meilleur moyen d'y attirer les enfants, c'était d'y amener, en même temps, les pères. C'est alors qu'ont été inaugurés les cours d'adultes, qui sont bien votre œuvre, car vous les avez longuement pratiqués, avec un dévouement sans bornes, avant qu'ils eussent une existence officielle dans la loi. Quand on s'est adressé à vous pour fonder ces cours, au lieu de vous laisser aller à des dissertations plus ou moins savantes, d'écrire des rapports ou même des livres, comme cela se fait trop souvent en certaines régions administratives, vous vous êtes empressés d'ouvrir vos classes le soir; imitant ce philosophe qui ne trouvait rien de mieux à faire que de marcher, pour démontrer le mouvement, vous avez marché, et vous avez marché d'un pas si rapide et si sûr, qu'avant peu vous atteindrez le but désiré.

Continuez, et dans vingt ans il n'y aura plus un seul adulte en France qui ait besoin de suivre vos cours du soir, pour y apprendre à lire et à écrire, mais tous vos anciens élèves y reviendront pour y acquérir des notions plus étendues, ou des connaissances nouvelles sur l'histoire, la législation usuelle, le dessin, l'histoire naturelle, l'agriculture et l'hygiène même. Alors, on ne trouvera plus, dans nos 89 départements, un seul spécimen des paysans peints par La Bruyère, ou même par le docteur Motard, et les deux tableaux que j'ai placés sous vos yeux pourront être relégués, l'un à côté de l'autre, au Musée des antiques, comme de curieuses images, représentant les types d'une espèce à jamais disparue.

TROISIÈME CONFÉRENCE

JEUDI 12 SEPTEMBRE 1867

Un homme d'État, qui était en même temps un homme d'infiniment d'esprit, disait, un jour, c'était en 1848 :

« Tendez une corde en travers du boulevard des Italiens, ou de toute autre voie très-fréquentée de Paris, et arrêtez indistinctement tous les passants qui se présenteront pendant une heure, une journée si vous voulez; demandez-leur de vous faire soit une paire de bottes, soit un paletot, tous vous riront au nez, à l'exception des bottiers et des tailleurs qui s'empresseront de vous prendre mesure.

« Demandez-leur, au contraire, de vous donner les bases d'une constitution politique, ou de vous indiquer un remède contre une maladie quelconque, tous vous répondront aussitôt avec autant d'assurance que d'empressement.... à l'exception des médecins et des législateurs qui vous prieront, peut-être, de leur laisser le temps de réfléchir. »

D'où il résulte, en éliminant de suite la politique dont je n'ai pas à m'occuper ici, que tout le monde fait de la médecine et que personne ne la fait plus mal que les vrais médecins, que ceux qui ont dépensé la plus belle partie de leur jeunesse et usé la meilleure part de leur intelligence à essayer de l'apprendre. Je ne prétends pas que ce soit extrêmement flatteur pour nous, mais, flatteur ou non, le fait existe, force nous est bien de le constater et de le subir.

Cela étant, et puisque tout le monde fait de la médecine, j'ai pensé qu'il y aurait quelque avantage à ce que, au milieu des commères et des rebouteurs, — dont la férocité ne tient pas toujours suffisamment compte de la valeur de la peau humaine, — il se trouvât un homme intelligent et instruit, possédant quelques notions de saine et bonne médecine, capable, par conséquent, de donner quelques conseils utiles et surtout de s'opposer à de dangereuses pratiques, trop souvent mises en œuvre au grand détriment du malade.

C'est ce qui m'a décidé à vous entretenir de quelques maladies ou accidents, qui, survenant brusquement à la campagne, peuvent nécessiter des soins immédiats. Je vais vous dire ce que, dans ces circonstances urgentes, vous pouvez et vous devez faire, avant l'arrivée du médecin et en son absence. Mais remarquez bien que mes instructions ne doivent pas aller au delà, et qu'elles n'ont pas la prétention de suppléer à des connaissances que l'expérience et des études spéciales peuvent seules donner. Même avec cette prudente réserve, il vous sera encore possible d'intervenir souvent, de façon à vous rendre extrêmement utiles à tous vos voisins, et d'apporter aux médecins de vos contrées une aide d'autant plus efficace, et dont ils vous seront d'autant plus reconnaissants, que vous le ferez avec plus de réserve et de discrétion.

Les soins que vous pourrez être appelés à donner, et que je veux vous indiquer, s'appliquent ou à des maladies ou à des blessures. Dans le premier cas, ils relèveront de la médecine; dans le second, de la chirurgie.

Occupons-nous d'abord des choses de la médecine, qui, moins que celles de la chirurgie, paraissent nécessiter l'application de secours immédiats, et où vous verrez cependant que, dans telles circonstances données, votre concours peut être d'une efficacité très-grande. Voyez, par exemple, un fait qui saute aux yeux et qui, on ne le contestera pas, émeut toujours très-vivement les personnes devant lesquelles il se produit : *la perte de connaissance.*

Une personne, pleine de vie il n'y a qu'un instant, gît devant vous inerte, inanimée. Comment la secourir ? Vous avez conscience du danger qui la menace ; vous sentez que la vie peut s'échapper d'une minute à l'autre, faute d'un secours efficace, mais vous savez (et c'est ce qui rend votre perplexité si grande), vous savez, dis-je, que si des soins opportuns et convenables peuvent ranimer promptement ce corps, qui ressemble à un cadavre, des secours mal dirigés, des soins inintelligents et hors de propos peuvent, au contraire, précipiter une catastrophe redoutée. La foule qui se presse autour du malade, aussi anxieuse que vous, ne partage pas l'embarras que vous éprouvez, et vous entendrez certainement des voix nombreuses réclamer que l'on pratique immédiatement une saignée. On se figure, en effet, dans le public, que la perte subite de connaissance est toujours et invariablement produite par un coup de sang, par une attaque d'apoplexie, et que la seule chose à faire, pour ranimer le malade, est de lui tirer du sang. Ces idées sont tellement répandues qu'un de nos Souverains avait toujours des lancettes dans sa poche, et que, plusieurs fois, il lui est arrivé de saigner des individus renversés sur la voie publique. Je dois dire qu'il le faisait avec beaucoup de dextérité, au grand ébahissement de la foule ; mais je doute fort qu'il le fît à propos, car, depuis près de 25 ans, je ne suis jamais sorti sans avoir de lancettes sur moi, et je n'ai pas trouvé une seule fois l'occasion de m'en servir en public. C'est qu'en effet l'indication de pratiquer une saignée est loin d'être aussi précise et aussi pressante qu'on le croit généralement.

Elle est loin d'être précise, car la perte de connaissance peut être due à un état maladif tout différent de l'apoplexie et qui, loin de s'amender, s'aggraverait si l'on tirait du sang. Cet état est la syncope dont je vais parler dans un instant.

Elle est loin d'être pressante, parce que, même dans les cas d'apoplexie, de coup de sang, alors que la maladie est une de celles contre lesquelles la saignée peut et doit être dirigée, l'état du malade peut être tel que cette saignée, pratiquée à l'instant même, devienne réellement nuisible. C'est ainsi que, peu de temps après un repas, une saignée fera toujours plus de mal que de bien, alors même que toutes les autres circonstances sembleraient l'indiquer de la manière la plus formelle, car elle déterminera, inévitablement, une indigestion, laquelle aggravera d'autant l'état du malade. C'est pourquoi je désire que vous ne sachiez pas faire de saignée; de cette façon vous ne serez pas tentés d'en pratiquer d'inopportunes, et en attendant le médecin, qui décidera s'il y a lieu, ou non, de recourir à ce moyen, vous pourrez, par d'autres soins bien entendus et convenablement dirigés, vous rendre bien plus réellement utiles au malade.

Je vous disais à l'instant que la perte de connaissance peut dépendre de deux causes fort différentes, et que, suivant les cas, on doit, pour ranimer le malade, recourir à des moyens fort opposés. Il importe donc que je vous mette à même de distinguer, sans la moindre hésitation, ces deux espèces de perte de connaissance, en vous indiquant la manière dont chacune doit être traitée. Si vous voulez bien me prêter un peu d'attention, vous ne tarderez pas à reconnaître que cette distinction n'est pas extrêmement difficile à établir.

Si la perte de connaissance est due à une attaque d'apoplexie ou à une congestion du cerveau, la figure du malade sera fortement colorée; elle prendra une teinte non-seulement d'un rouge foncé, mais même d'une couleur violacée; les lèvres seront également violacées ou bleuâtres; les yeux saillants, gorgés de sang; la respiration sera haute, bruyante, accompagnée de ronflement;

il s'échappera quelquefois un peu de salive mousseuse de la bouche; le pouls sera fort; les membres seront quelquefois agités de petits mouvements convulsifs.

Dans ce cas, il faut placer le malade la tête haute, lui appliquer des compresses d'eau fraîche sur le front, le débarrasser de ceux de ses vêtements qui compriment la poitrine et le cou, ôter la cravate, déboutonner ou dégrafer les ceintures, corsages ou gilets; lui frictionner fortement les avant-bras et les jambes de façon à y ramener la chaleur et à les faire rougir; lui appliquer des sinapismes, si on en a le moyen, enfin pratiquer une saignée; mais ceci, je vous le répète encore, ne peut, et ne doit être fait que par un médecin.

Si la perte de connaissance est due à une syncope, le malade est, au contraire, d'une pâleur cadavéreuse; ses lèvres sont aussi décolorées; sa respiration est à peine sensible, son pouls ne bat plus, et il est lui-même complétement inerte.

Cette dernière perte de connaissance survient souvent à la suite ou dans le cours des hémorrhagies abondantes. Dans ce cas, l'écoulement du sang s'arrête pendant tout le temps que le blessé reste privé de connaissance.

Pour ranimer le malade qui est en état de syncope, il faut le coucher tout à fait à plat et, si cela ne suffit pas, lui mettre la tête plus bas que le reste du corps. On lui élève successivement les bras et les jambes, en lui frappant de petits coups secs dans la paume de la main; on lui projette quelques gouttes d'eau fraîche sur le visage; on lui donne de petites chiquenaudes sur le nez; on lui chatouille les narines avec les barbes d'une plume; on lui fait respirer un peu d'ammoniaque. On frictionne énergiquement le devant de la poitrine, et surtout la région du cœur, avec de l'alcool camphré ou tout autre liquide spiritueux, comme l'eau de Cologne, le rhum, l'eau-de-vie, etc., en cherchant à imprimer aux côtes des mouvements d'abaissement et d'élévation alternatifs et réguliers, semblables à ceux qui se produisent pendant la respiration. Si l'on a de l'eau-de-vie, du vin, ou toute autre liqueur alcoolique, on essaye de lui en faire avaler quelques gouttes ; à défaut d'autre liqueur, on peut donner 5 à 6 gouttes d'éther, dans une cuillerée d'eau.

Si la syncope est due à une perte de sang abondante, en même temps que l'on cherche à ranimer le malade, on doit s'occuper d'arrêter l'hémorrhagie, pour qu'elle ne se reproduise plus lorsqu'il aura repris ses sens ; je vous dirai, avant de terminer cette conférence, comment vous devez vous y prendre pour arrêter les hémorrhagies.

La syncope peut avoir d'autres causes sur lesquelles je n'insisterai pas en ce moment ; mais laissez-moi vous parler d'une affection que, certainement, vous connaissez et dont vous avez vu des exemples. Cette maladie, que la crédulité populaire a souvent attribuée à une cause surnaturelle, et qui a reçu les noms de *mal divin*, *mal de Saint-Jean*, *mal sacré*, *mal caduc*, *haut mal*, est l'*épilepsie*, qui entraîne aussi la perte de connaissance. Dans cette affection, le malade est frappé subitement ; il tombe, perd tout sentiment ; rien ne l'avertit à l'avance de l'imminence de l'attaque. Aussi cette dernière se produit-elle avec la rapidité de la foudre, et la chute a lieu à l'endroit même où se trouve le malade, au moment où il est frappé. Vous remarquerez que chez les individus qui sont sous le coup d'une attaque d'épilepsie, les membres sont agités de secousses et de crispations convulsives, apparentes surtout aux mains, et que le pouce est fortement fléchi et maintenu contre la paume, par les autres doigts également serrés. Vous verrez, en même temps, que les membres présentent une roideur remarquable, surtout au moment où surviennent les secousses qui les agitent. La figure est crispée et le plus souvent d'une pâleur cadavéreuse. Les lèvres et les dents sont serrées, et l'on voit une écume blanchâtre sortir de la bouche. Cette écume est souvent mêlée de sang, dont la présence tient à ce que, dans ses spasmes convulsifs, l'épileptique se déchire la langue entre les dents, fortement serrées par la contraction des mâchoires. Ces quelques signes vous suffiront, en général, pour reconnaître l'attaque d'épilepsie, et vos doutes seront complétement levés si vous connaissez le malade, et si vous savez qu'il est sujet à des attaques de ce genre.

L'affection étant reconnue, vous sera-t-il permis d'apporter quelque soulagement au malheureux que vous avez sous les yeux ? Je dois vous dire, et ceux d'entre vous qui ont eu occasion de voir des épileptiques le savent bien, que l'attaque d'épilepsie a une marche toute naturelle, et que sa terminaison arrive simplement, au bout de quelques instants, sans qu'il y ait rien à faire pour la hâter; vous n'aurez donc qu'à attendre la fin de la crise. Après avoir débarrassé le patient des vêtements qui pourraient gêner la respiration, il vous suffira de le mettre dans une position telle qu'il ne puisse se faire de mal en se débattant.

Il est des cas, cependant, où vous serez certainement embarrassés pour reconnaître une attaque d'épilepsie, c'est lorsqu'il vous arrivera de rencontrer par hasard, sur la voie publique, un homme dans l'état que je viens de vous décrire. Cet homme est étranger, vous ne le connaissez pas, vous ignorez surtout ses antécédents, qui pourraient vous permettre de savoir s'il est ou non épileptique; vous hésiterez alors entre l'épilepsie, l'apoplexie, et l'ivresse, mais l'ivresse poussée à ses dernières limites, et ayant conduit celui qui en est atteint à un état tel qu'on le dit : *ivre mort*.

Toutefois l'ivrogne exhale généralement une odeur caractéristique, qui vous permettra de le reconnaître. Dans certains cas, il suffit de lui laisser cuver son vin en le couchant, la tête élevée, après l'avoir débarrassé de ceux de ses vetements qui lui serrent la poitrine et le cou. D'autres fois, il faut le faire vomir, quand l'ivresse elle-même n'a pas produit cet effet, et on y parvient en lui chatouillant le fond de la gorge, ou mieux encore en lui faisant prendre un grain (5 centigrammes) d'émétique.

Enfin l'ammoniaque a la réputation de contribuer à dissiper les fumées bachiques, et, comme cette réputation n'est pas imméritée, je dois vous indiquer la manière d'employer ce médicament, qui se trouve à peu près partout. On en délaye quelques gouttes dans un verre d'eau, que l'on fait boire à l'individu ivre ; mais il importe de ne pas lui en donner plus de 10 à 12 gouttes, si on ne veut pas s'exposer à l'empoisonner ou tout au moins à le rendre très-malade. Pour compter les gouttes, il faut les prendre, une à une, avec un morceau de bois ou une allumette, et non pas les faire tomber directement de la bouteille dans le verre; car, en procédant de cette dernière façon, on n'est jamais sûr de ce que l'on fait, et l'on s'expose à des dangers sérieux.

A propos de l'ivresse, je crois devoir vous dire un mot du délire qui l'accompagne dans certains cas. Le délire de l'ivresse passe vite, et chacun sait le reconnaître. Mais chez les individus adonnés à l'ivrognerie, on voit souvent, même en dehors de l'état d'ivresse, survenir un délire spécial, que nous connaissons sous le nom de délire alcoolique, et qui peut, à la rigueur, être considéré comme une forme de l'aliénation mentale, dont il ne diffère que par sa plus courte durée. Quelle que soit la cause de ce délire, quand il se traduit par des paroles incohérentes, des cris, des gesticulations, et parfois des accès de fureur, vous n'avez pas à rechercher s'il est d'origine alcoolique, s'il est dû à l'aliénation mentale, ou même s'il ne dépend pas tout simplement d'un coup de soleil, comme cela arrive quelquefois. Vous ne pouvez et vous ne devez faire autre chose que d'aider à mettre le malade délirant dans des conditions telles qu'il ne puisse nuire ni à lui-même ni à autrui. On ne peut obtenir ce résultat qu'en l'enfermant, et le plus souvent même en l'attachant. Mais quand vous en serez réduits à de telles extrémités, je ne saurais trop vous recommander de veiller à ce qu'il soit procédé avec la plus grande douceur. On peut toujours éviter les pratiques barbares et inutiles qui consistent à enchaîner étroitement un pauvre malade qui a perdu sa raison, et à le traiter comme une bête fauve. Agir de la sorte, ce serait dépasser le but qu'on veut atteindre, ce serait oublier la dignité de la nature humaine et la pitié que mérite toujours notre semblable, même dans ces moments de triste et profonde déchéance.

Après vous avoir parlé de l'épilepsie et de l'ivresse, j'arrive naturellement à vous entretenir d'une affection nerveuse, assez commune parmi les enfants des campagnes. Dans le langage médical on l'appelle *la chorée*; vulgairement elle est connue sous le nom de *danse de Saint-Guy* ou de *Saint-Weit*. Vous n'êtes pas sans avoir vu un certain nombre des enfants de vos écoles, surtout parmi ceux dont le développement est difficile, et qui ont une constitution délicate, être agités tout à coup de mouvements bizarres, désordonnés, qui les font grimacer et gesticuler d'une façon fort grotesque. Songeant naturellement à l'ordre et à la tenue de votre classe, vous engagiez l'enfant, pris de ces mouvements, à rester tranquille, et vous avez dû remarquer que, loin de tenir compte de vos observations, il s'agitait d'autant plus que vous le réprimandiez davantage. Ces mouvements convulsifs, qui se manifestent d'abord soit dans les bras, soit dans les jambes, se communiquent souvent à tout le corps, même à la face, qui, comme je viens de vous le dire, peut prendre les expressions les plus grimaçantes. Cette maladie est fréquente chez les enfants de huit à quatorze ans, surtout chez ceux qui sont mal nourris, qui habitent des lieux bas et humides; elle est plus commune chez les petites filles que chez les petits garçons. Si je vous en parle, c'est moins pour vous indiquer le traitement qu'il convient de lui appliquer et qui consiste surtout dans une nourriture fortifiante, une bonne hygiène et un exercice convenablement réglé, que pour vous mettre en garde contre les sévérités que vous pourriez être tentés d'exercer vis-à-vis de ces perturbateurs, bien innocents, de votre classe. Je me rappelle avoir vu au collége un de mes petits camarades atteint de chorée, qui, malgré les punitions les plus réitérées, ne pouvait pas garder un instant de repos. Depuis lors, j'ai souvent réfléchi, et non sans un certain remords, aux souffrances que ce pauvre enfant avait dû endurer, car nous-mêmes, ses camarades, renchérissant sur les sévérités des maîtres.... « cet âge est sans pitié, » nous ne cessions de l'accabler de nos taquineries moqueuses, et nous en avions fait, en quelque sorte, notre souffre-douleur.

Les circonstances dans lesquelles une personne pleine de vie, de force et de santé est trouvée, tout à coup, à moitié morte ou privée de connaissance, sont, vous ai-je dit, en commençant cette conférence, celles qui frappent toujours le plus vivement et qui nécessitent les secours les plus immédiats : je vous en ai cité des exemples frappants. Si je poursuis le même ordre d'idées, je me trouverai conduit à vous parler d'un autre accident par suite duquel l'homme, bien portant il y a quelques minutes, va présenter un état voisin de la mort, c'est l'*asphyxie*. On donne ce nom à l'état qui résulte de la suspension ou de la suppression de la respiration. Les causes qui produisent l'asphyxie sont diverses, mais on peut les diviser en deux groupes principaux. Dans le premier, se rangent les obstacles qui s'opposent à l'arrivée de l'air respirable dans les poumons ; dans le second, figurent les circonstances où l'air qui pénètre dans ces mêmes organes est vicié ou remplacé par un autre gaz.

Je ne veux pas vous faire une énumération complète et scientifique des différentes causes que renferme chacune des deux classes dont je viens de vous parler ; il me suffira de vous citer quelques exemples pour vous montrer comment l'asphyxie peut être due soit à l'une, soit à l'autre de ces causes principales, soit même dans certains cas à toutes les deux à la fois.

Dans les éboulements, vous voyez souvent les individus ensevelis sous les décombres périr par asphyxie : cette asphyxie a lieu alors, soit parce que la communication avec l'air extérieur est interceptée, soit parce que le ventre et la poitrine étant fortement comprimés, cette dernière ne peut plus se dilater pour permettre à l'air de s'introduire dans les poumons. Vous connaissez tous cette expérience élémentaire de physique qui consiste à placer un animal, un oiseau, par exemple, sous le récipient d'une machine pneumatique : si l'on fait le vide dans l'appareil, l'animal éprouve bientôt tous les signes de l'asphyxie par privation d'air; il meurt avant même que la privation soit absolue; il revient peu à peu à la vie, si l'expérience n'ayant pas été poussée jusqu'à une extrême limite, on laisse rentrer l'air dans l espace où il était enfermé. Dans une rixe, un individu en saisit un autre à la gorge et l'étreint vigoureusement: les voies respiratoires se trouvent bientôt oblitérées par la pression exercée sur le cou, et l'asphyxie se produit par le même mécanisme que plus haut, c'est-à-dire par privation d'air respirable. Je vous parlerai plus loin de la pendaison, qui peut produire les mêmes effets. Vous comprenez que la presence d'un corps étranger capable de produire l'occlusion du canal par lequel l'air se rend aux poumons, amènera les mêmes résultats : c'est ce qui arrive lorsqu'on avale de travers, et le poëte Anacréon est mort asphyxié par un grain de raisin, qui avait pénétré dans les voies respiratoires et les avait oblitérées. Les voies aériennes peuvent aussi être oblitérées par le croup, dont je vous entretiendrai dans quelques instants.

L'asphyxie pendant la submersion se produit absolument de la même manière. Un homme tombe à l'eau, il va éprouver les mêmes accidents que l'ouvrier enseveli sous les décombres, que l'animal placé dans le vide de la machine pneumatique ; car, comme eux, il ne pourra faire arriver à ses poumons la quantité d'air respirable nécessaire à l'entretien de la vie.

Dans d'autres cas, des accidents analogues se produiront parce que, au lieu d'air pur, ce sera un gaz impropre à la respiration qui s'introduira dans la poitrine. Vous savez tous quelle pénible angoisse on éprouve quand on séjourne dans une salle hermétiquement close et dont l'air est vicié par la respiration d'un grand nombre de personnes.

Dans ces circonstances, à la vérité, le phénomène est complexe, car le malaise provient à la fois et de la quantité insuffisante d'air respirable, et de sa viciation par le grand nombre de personnes qui le respirent en même temps. Je ne voudrais pas entrer avec vous dans des détails par trop scientifiques, mais je puis bien vous rappeler que l'air est formé du mélange de deux gaz, l'oxygène et l'azote; que ce dernier est complétement inerte; que l'oxygène est l'élément essentiel de la respiration, et que, dans l'acte de la respiration, cet oxygène se transforme en acide carbonique. Mais l'acide carbonique est nuisible à la santé, et lorsqu'il se trouve en certaine proportion dans l'air que l'on respire, il survient des accidents qui peuvent même devenir mortels. Cela se produit rarement par suite de l'agglomération d'un grand nombre de personnes dans un espace confiné, mais cependant il en est ainsi quelquefois dans les mines où l'on a vu des ouvriers succomber asphyxiés, tantôt parce qu'un éboulement avait intercepté toute communication entre la galerie où ils se trouvaient et l'air extérieur, tantôt parce qu'il s'était fait dans les mines un dégagement subit de gaz délétères, non respirables, autres que l'acide carbonique.

C'est au temps des vendanges que ce dernier produit le plus d'accidents, car il s'en dégage une grande quantité sous l'influence de la fermentation alcoolique. Ceux d'entre vous qui habitent les pays vignobles savent que très-souvent les individus occupés à fouler le raisin dans les cuves, ou même tout simplement ceux qui travaillent dans les celliers, auprès de ces mêmes cuves où le vin fermente, peuvent être pris subitement de perte de connaissance et mourir asphyxiés, si l'on ne vient à leur secours.

Les personnes qui se trouvent dans une pièce hermmétiquement close, au milieu de laquelle brûle un fourneau allumé, respirent, en même temps que de l'acide carbonique, d'autres gaz dont la réunion forme la vapeur de charbon. Ces gaz ne sont pas seulement impropres à l'entretien de la vie, ils sont délétères et nuisibles à la santé; l'individu qui les respire meurt, non pas parce que l'air ou l'oxygène lui manque, mais parce qu'il a introduit dans ses poumons un gaz vénéneux; il n'est pas, à vrai dire, *asphyxié*, mais bien *empoisonné*. Il en est de même pour celui qui respire le gaz qui s'exhale des fosses d'aisances. Si je vous indique cette différence entre l'asphyxie proprement dite et l'empoisonnement par les gaz vénéneux ou toxiques, c'est que dans ces derniers cas la mort est infiniment plus rapide, et la guérison plus difficile à obtenir, même lorsque l'on arrive assez à temps pour administrer les secours les mieux entendus.

Ces secours sont, du reste, à peu près les mêmes dans l'un et l'autre cas. La première condition à remplir, c'est d'essayer de ranimer le malade en ayant recours aux divers moyens que je vous ai indiqués à propos de la syncope. En outre, il faut agiter l'air autour de lui, asperger son visage d'eau froide; on lui fait respirer des substances ayant une odeur pénétrante, comme le vinaigre, l'ammoniaque, l'acide sulfureux qui se dégage d'une allumette soufrée, ordinaire, au moment où elle commence à s'allumer. On chatouille les narines avec les barbes d'une plume, de façon à produire un éternuement qui, s'il survient, sera le signe précurseur du retour régulier de la respiration. Si l'on se sert de l'ammoniaque, il sera bon d'avoir la précaution de ne pas mettre directement le flacon ouvert sous le nez, car il s'en dégage des vapeurs extrêmement irritantes qui, tout en n'étant pas senties sur le moment même, pourraient fort bien déterminer une violente inflammation des fosses nasales, et laisser plus tard, au malade, guéri de son asphyxie, un souvenir peu agréable des soins qui lui auraient été alors administrés. On doit donc se borner à promener sous les narines le bouchon seulement du flacon d'ammoniaque, ou mieux encore un linge sur lequel on aura versé quelques gouttes de ce liquide, et encore sera-t-il prudent de tenir l'un ou l'autre à une distance d'environ 12 à 15 centimètres. Si, après quelques instants de tentatives infructueuses, on n'arrive pas à ramener la respiration, on devra recourir immédiatement au moyen vraiment héroïque, *l'insufflation de l'air dans les poumons*, qu'on pourra pratiquer de bouche à bouche.

Quand il s'agit d'un noyé, après l'avoir couché sur le côté, on doit le pencher légèrement pour permettre l'écoulement du liquide qui, souvent, s'est accumulé dans les premières voies; mais il faut bien se garder de le suspendre par les pieds ou même de lui mettre la tête en bas, comme nombre de personnes conseillent de le faire.

Avant de terminer ces indications, je dois faire deux remarques importantes. La première, c'est qu'il ne faut pas se lasser trop tôt d'administrer des secours à un individu asphyxié et particulièrement à un noyé : certains noyés n'ont donné de signes de vie qu'après plusieurs heures d'insensibilité. En second lieu, il ne faut pas désespérer de sauver un noyé par cela seul qu'il a passé un trop long temps sous l'eau: beaucoup d'individus ont été rappelés à la vie après un quart d heure, une demi-heure, et même après plusieurs heures de submersion.

En vous énumerant les causes mécaniques de l'asphyxie, je vous ai dit un mot de la *strangulation*, et vous ai promis de m'étendre un peu plus tard sur la *pendaison :* c'est le point auquel je suis arrivé. Si j'avais à faire ici de la physiologie, je vous dirais les conditions qui déterminent la mort chez le pendu ; mais cela vous importe infiniment moins que de savoir par quels moyens vous devrez essayer de le rappeler à la vie. Tout d'abord il vous faudra combattre un préjugé, et vous savez si les préjugés fourmillent dans les campagnes ; bornez-vous à en rire quand ils sont seulement absurdes, mais combattez-les à outrance quand ils sont dangereux, comme celui que je vous signale. Tous les paysans de votre voisinage vous diront que quand, sur son chemin, on trouve un pendu ou un individu frappé de mort violente, la première chose à faire c'est d'aller chercher le maire, le garde champêtre ou le brigadier de gendarmerie, pour qu'il procède à la levée du cadavre, auquel on se doit bien garder de toucher avant l'arrivée de l autorité. On n'ajoute pas que pendant ce temps, si l'individu n'est déjà mort, il a tout le loisir de passer de vie à trépas, mais c'est sous-entendu. Il importe cependant que vous le sachiez, la loi n'a pas de ces exigences absurdes. Jamais elle n'a voulu qu'on dût s'abstenir de porter secours à un individu que des soins convenables pourraient rappeler à la vie.

Je vous affirme, et vous pouvez m'en croire, que dans la France du dix-neuvième siècle, en quelque localité que vous vous trouviez, si jamais il vous arrive de vous rencontrer en face d'un pendu, la première chose que vous devrez faire, ce sera de couper la corde.... Point n'est besoin *d'en mettre un morceau dans votre poche;* — ce prétendu talisman n'a pas les vertus qu'on lui prête. Ce qui vous portera réellement bonheur, ce sera de couper la corde, et de desserrer au plus vite le nœud qui comprime le cou du malheureux pendu, car vous pourrez ainsi rappeler à la vie un de vos semblables qui, sans votre secours, eût été voué à une mort certaine. Si, par bonheur, votre pendu respire encore, vous procéderez vis-à-vis de lui comme je vous ai conseillé de le faire à l'égard du noyé ou des autres asphyxies.

Cela dit, revenons sur les obligations que l'autorité judiciaire peut exiger de vous, dans les circonstances où vous avez eu occasion de venir en aide à un individu qui aurait péri de mort violente. Ce qu'il importe par-dessus tout, vous le comprenez de suite, c'est de chercher à déterminer s'il y a eu crime, ou simple accident, ou suicide. Or, les particularités les plus insignifiantes en apparence peuvent mener à la découverte de la vérité; mais ces particularités peuvent être recueillies par vous, aussi bien que par le magistrat instructeur, et il suffira que vous les lui transmettiez, avec soin et intelligence, pour le guider sûrement dans ses investigations. Rappelez-vous l'attitude et la position de la victime; notez soigneusement l'aspect et la physionomie du lieu dans lequel elle aura été trouvée; gravez tous ces faits dans votre mémoire: un coup d'œil rapide vous suffira pour cela, et vous pourrez ainsi concilier ce que vous devez à l'humanité avec ce que vous devez à la justice.

Je vous ai dit que l'oblitération du canal aérien par un corps étranger peut amener l'asphyxie, et je me suis réservé à ce propos de vous entretenir d'une terrible maladie qui jette l'épouvante dans les familles, je veux parler du *croup*. Il est de toute nécessité que vous ayez sur cette affection quelques notions précises, qui vous mettront à même, le cas échéant, de donner aux parents d'utiles conseils, ou de calmer, dans beaucoup de circonstances, des inquiétudes exagérées.

Le croup a pour effet d'oblitérer les voies respiratoires supérieures, en donnant lieu à la production d'une espèce de peau blanche semblable à celle qu'on trouve chez les volailles qui ont la *pépie;* malheureusement on ne peut l'enlever aussi facilement que le font les ménagères à leurs poules malades. Cette peau peut obstruer complétement le conduit par lequel l'air passe pour se rendre dans la poitrine, et alors le malade meurt asphyxié. Une des grandes craintes des parents, crainte que nous avons tous partagée, c'est qu'il survienne, tout à coup, un accès de croup, et que l'enfant succombe, dans l'espace de quelques heures, sans avoir pu recevoir le moindre secours. Cette crainte est exagérée. Pour mon compte, je ne connais pas un seul exemple de croup qui ait débuté de cette façon subite. Presque toujours l'enfant est, pendant un certain temps, malade, souffreteux, avant d'avoir un accès de croup véritable. Si, dans votre classe, vous faites bien attention à l'état de vos élèves, et que vous voyiez un enfant ordinairement gai, enjoué, devenir un jour plus taciturne, plus triste, cesser de prendre part aux jeux de ses petits camarades, n'hésitez pas à en avertir les parents, car il y a là une maladie qui couve, et ce pourrait bien être le croup.

Le croup ne survient donc pas d'une façon subite, mais il y a une autre maladie qui débute ainsi; c'est le *faux-croup*. Par ses symptômes ce dernier ressemble beaucoup au croup, mais fort heureusement il n'en a pas la gravité. En pareille circonstance l'inquiétude des parents est fort naturelle, et je la comprends si bien, qu'une nuit il m'est arrivé d'aller trouver un de mes confrères, et de le prier de venir voir mon enfant, en lui disant : « Je sais bien qu'il n'a pas le croup, mais je tiens à ce que vous m'en donniez vous-même l'assurance. » Le tableau que je vais vous tracer vous expliquera qu'une mère de famille puisse être effrayée, comme je l'ai été moi-même, dans une situation identique. Un enfant est pris soudain, au milieu de la nuit, d'un accès de suffocation, d'une gêne extrême dans la respiration. Il se réveille, en sursaut, dans une grande agitation; il a de la fièvre; sa voix est étranglée; il a une toux rauque, fréquente, rappelant, non pas le cri du coq, mais plutôt celui du chapon; sa respiration est haletante, et accompagnée, au moment où l'air pénètre dans le canal respiratoire, d'un sifflement aigu, pénible à entendre. Sa voix a changé de timbre; elle est éteinte dans le moment des accès et enrouée dans l'intervalle. Sa petite figure brûlante est couverte de gouttelettes de sueur. Eh bien, malgré ce cortége de symptômes alarmants, cet enfant n'a qu'une maladie peu grave, un peu d'irritation dans le larynx, une très-légère inflammation : c'est le faux-croup. Chose remarquable, sur laquelle je veux appeler toute votre attention, c'est que le faux-croup débute presque toujours, je devrais dire toujours, au milieu de la nuit et subitement; de sorte que quand vous verrez un enfant, très-bien portant la veille, être pris, pendant la nuit, d'un accès subit de suffocation, vous pourrez affirmer que ce n'est pas le croup, mais une maladie légère qui guérira, en deux ou trois jours, avec un petit vomitif et quelques bains de pieds à la moutarde. Vous n'aurez pas à faire une grande médication, cela est vrai, mais rarement votre intervention sera plus utile et plus appréciée. Pour vous-mêmes ce sera une grande joie de pouvoir dissiper les inquiétudes poignantes d'une mère qui, loin de tout secours efficace, voit son enfant lutter contre les étreintes de la mort. Vous la tranquilliserez donc; mais, dans tous les cas, même en songeant qu'il s'agit d'une affection légère, et qu'il est permis de passer la nuit sans inquiétude sérieuse, il ne faudra pas cependant se dispenser, dès le lendemain, de faire appeler le médecin.

En m'entendant répéter à chaque instant : « *Attendez le médecin.... appelez le médecin.... ne faites rien avant l'arrivée du médecin....* » vous êtes peut-être tout disposés à me dire, en souriant : « Je vous connais, monsieur Josse; » et cependant je vous assure que nous ne sommes pas *orfévres* le moins du monde. Loin de placer au premier rang la question de métier, le médecin est toujours entraîné, — et on lui en fait souvent reproche, — par une question d'art et de science, et avant tout par la question d'humanité qui, de très-haut, domine pour lui toutes les autres. La meilleure preuve du complet désintéressement des médecins, c'est qu'il y a longtemps de cela, plusieurs siècles avant l'ère chrétienne, au temps d'Hippocrate, ils inventaient l'hygiène, science qu'ils n'ont cessé de perfectionner, d'enseigner et de propager depuis, quoiqu'elle ait pour but la conservation de la santé, c'est-à-dire le plus sûr moyen de se passer de leur ministère. Quant à ce désir incessant de s'instruire, à cette ardeur infatigable qui les pousse constamment vers des recherches nouvelles, n'est-ce pas encore l'humanité qui les inspire, et ne comprenez-vous pas que nul ne sert mieux l'humanité que celui qui, par ses études, par son savoir, parvient à diminuer le nombre des maux ou à soulager quelques-unes des souffrances dont elle est affligée?

Donc, point de malentendu entre nous; je vous dis : appelez le médecin, parce que lui seul peut être réellement utile au malade, et, qu'abandonnés à vos propres forces, vous ne pourriez lui donner aucun secours efficace. Je prends un exemple, et, après vous avoir entretenus de ces grands accidents qui troublent tout à coup une famille, je le choisis dans une circonstance infiniment moins grave, dans une indisposition souvent insignifiante, qui peut passer presque inaperçue, au milieu de la plus florissante santé : un individu est atteint de diarrhée. Que ferez-vous? Si vous avez, par malheur, entre les mains un de ces petits livres, qui sont à la médecine ce que les orgues de Barbarie sont à la musique, un de ces *manuels*, écrits pour les gens du monde, et dont les ecclésiastiques des deux sexes font un si fréquent usage, vous chercherez à l'article *Diarrhée* et vous y trouverez la série des remèdes qui ont pour effet d'arrêter le cours de ventre. Mais ne vous hâtez pas d'en user, car telle diarrhée doit être arrêtée par un de ces moyens dits *constipants*, telle autre réclame l'emploi d'un purgatif, tandis que dans d'autres cas il faut administrer un vomitif. Sur quoi pourrez-vous baser votre appréciation? Tous les éléments, qui ne se puisent que dans l'expérience, vous manquent à la fois. Gardez-vous donc de rien faire; épargnez-vous une imprudence qui serait nuisible à votre prochain; et une fois encore permettez-moi de vous dire : *appelez le médecin!*

Il est cependant du côté des voies digestives quelques accidents que vous pourrez vous permettre de traiter, même avant l'arrivée du médecin. Ainsi, dans le cas de *coliques*, il conviendra d'appliquer sur le ventre des cataplasmes de farine de lin; cela ne tire pas à grande conséquence et le malade peut en éprouver beaucoup de soulagement. Vous pourrez même, dans certains cas, où les douleurs sont très-vives, donner de 8 à 10 gouttes de laudanum, dans un demi-verre d'eau sucrée, qui sera bu en trois ou quatre fois, à une demi-heure d'intervalle. Le laudanum étant un poison violent ne se délivre dans les pharmacies que sur ordonnance du médecin; néanmoins il y en a dans presque toutes les maisons, et généralement il est facile de s'en procurer. Mais son emploi demande d'extrêmes précautions. Pour compter les gouttes, vous vous conformerez à ce que je vous ai dit à propos de l'ammoniaque.

Nous arrivons maintenant aux *vomissements*. L'affection la plus simple qui puisse les produire est l'*indigestion :* quelle que soit la cause d'où relève cette dernière, elle se manifeste d'abord par un malaise général, une certaine langueur, accompagnée d'un sentiment de pesanteur à l'estomac, d'un dégoût plus ou moins marqué des aliments, de maux de tête, de nausées et enfin de vomissements. Ceux-ci présentent cette particularité qu'ils ne durent pas longtemps, et cessent complétement quand les aliments que le malade n'a pu digérer ont été rejetés au dehors. Dans ce cas, vous n'aurez rien à faire, si ce n'est de conseiller une infusion de thé, de camomille ou de fleurs d'oranger.

Lorsque les vomissements sont persistants, ils sont ordinairement l'indice d'une maladie grave; donnez alors de l'eau froide ou glacée à prendre par petites gorgées; c'est tout ce que vous pourrez vous permettre de faire en attendant l'arrivée du médecin.

Le vomissement peut être aussi causé par un *empoisonnement*. L'idée d'un empoisonnement doit venir à l'esprit chaque fois que l'on voit un individu, en bonne santé, pris tout à coup de vomissements abondants et répétés. Si vous avez lu la relation de ces procès célèbres, dans lesquels il y avait eu empoisonnement criminel, vous aurez remarqué que, presque toujours, on a, dès l'abord, supposé les malades atteints de choléra, et les accusés ont souvent su très-habilement exploiter cette ressemblance de symptômes qui existe entre le choléra et la plupart des empoisonnements. La différence n'est pas toujours facile à établir, et ce n'est du reste pas à vous qu'il appartient de prononcer. Il serait donc tout à fait inopportun de vous indiquer les signes qui permettent d'établir la différence entre un empoisonnement et les diverses maladies qui s'en rapprochent; mais je puis vous dire que quand vous verrez de l'opiniâtreté dans les vomissements et dans la diarrhée, s'il n'y a pas de choléra autour de vous, votre attention devra être en éveil. Alors interrogez adroitement le malade, tâchez qu'il vous indique les causes probables de son état; une erreur a pu lui faire prendre un liquide pour un autre; des aliments ont été préparés par mégarde dans du cuivre non étamé et y ont séjourné; le malade a mangé des champignons, etc. Vous serez mis alors assez facilement sur la voie et vous pourrez reconnaître un empoisonnement accidentel. Dans l'empoisonnement volontaire, le malade cherche au contraire à cacher la cause de son mal, mais son air résigné, son silence obstiné, les renseignements que l'on recueille sur sa position et les motifs qui auraient pu le porter au suicide sont de précieux éléments qui permettent souvent d'arriver à la connaissance de la vérité.

Si l'empoisonnement était le résultat d'un crime, vous seriez bien plus difficilement mis sur la voie, car la victime, ignorant généralement la cause réelle de son mal, ne saurait vous l'indiquer, et il ne vous appartient pas de faire naître de semblables soupçons dans son esprit.

Je n'ai pas besoin d'insister pour vous faire sentir avec quelle circonspection les doutes qui pourraient vous assaillir à ce propos devront être exprimés. Le plus sage sera toujours de les garder secrets jusqu'à ce que vous ayez trouvé l'occasion de les communiquer au médecin, qui seul est à même d'apprécier, sciemment, ce qu'ils peuvent avoir de bien ou mal fondé.

Dans les empoisonnements accidentels, ou même dans les suicides, vous n'êtes pas tenus à la même réserve; surtout si vous avez sous les yeux le corps du délit; et si le malade vous raconte lui-même dans quelles circonstances l'accident s'est produit. Alors il ne reste plus qu'à lui porter un prompt secours.

Il est inutile que, dans aucun cas, vous perdiez votre temps à chercher un *contre-poison ;* car je doute fort que l'on trouve un contre-poison véritable ailleurs que dans les romans ou les drames, et si je vous parle ainsi, c'est que moi-même j'ai fait de longues et patientes, mais vaines recherches à ce sujet. A dater du moment où un individu a absorbé un poison quelconque, en quantité suffisante, il est bien et dûment empoisonné, et aucun antidote ne peut plus l'empêcher de succomber. Dans ces cas, c'est-à-dire lorsque le poison a été avalé depuis un certain temps, le contre-poison est un mythe véritablement introuvable.

Quand l'empoisonnement a eu lieu depuis très-peu de temps, si le poison est à peine introduit dans l'estomac, s'il n'a pas eu le temps d'être absorbé, c'est-à-dire digéré, on peut encore, à l'aide de certaines réactions chimiques, parvenir à le détruire ou à le dénaturer de façon à l'empêcher d'être nuisible. Je m'explique : vous savez parfaitement qu'il existe en chimie certains corps auxquels on donne le nom d'*acides*, et d'autres qu'on appelle *alcalis;* que les acides se combinent avec les alcalis pour former des *sels;* et vous n'ignorez pas que le composé nouveau, que le sel ainsi formé présente des propriétés fort différentes des deux corps, acide et alcali, qui le composent. Bien qu'il laisse à désirer, au point de vue chimique, je choisis un exemple que vous comprendrez tous : l'acide chlorhydrique et la soude sont, pris isolément, des caustiques très-énergiques; si vous les combinez vous obtenez, au contraire, un corps parfaitement inoffensif, le *sel de cuisine*, désigné il y a quelques années encore sous le nom de *chlorhydrate de soude* (que je lui laisserai pour le moment, quoique son nom scientifique actuel soit celui de *chlorure de sodium*). Supposez qu'un homme se soit empoisonné avec de l'acide chlorhydrique; si vous lui faites avaler assez promptement une certaine quantité de soude, il se formera du sel dans son estomac, et les accidents de l'empoisonnement n'auront pas lieu. Le même effet se produira, si, après qu'il aura pris de la soude, vous lui donnez de l'acide chlorhydrique. D'où ce précepte d'administrer des alcalis dans les empoisonnements par les acides, et réciproquement des acides dans les empoisonnements par les alcalis.

Mais il faut que vous sachiez que la réaction ne s'opère pas dans l'estomac absolument comme dans la cornue du chimiste, et que les acides, aussi bien que les alcalis énergiques, ont pour effet de cautériser, de brûler, de détruire profondément les parties avec lesquelles ils sont mis en contact. L'acide sulfurique, l'acide chlorhydrique ou muriatique, l'eau régale, d'un côté; la potasse, la soude, la chaux, l'ammoniaque, de l'autre, produisent des brûlures aussi énergiques que le peut faire un charbon enflammé, et il est certain que lorsqu'une semblable brûlure est produite, aucun contre-poison ne pourra rétablir les choses dans leur état primitif. D'un autre côté, si le poison n'a pas agi en brûlant, en désorganisant les tissus de la façon que je viens d'indiquer, parce qu'il n'a pas été pris à l'état de pureté, il importe d'éviter que ces brûlures ne puissent être produites par le contre-poison; aussi doit-on n'administrer ce dernier, quel qu'il soit, qu'après l'avoir étendu ou délayé dans une certaine quantité d'eau. Au surplus ce ne sont ni les acides les plus énergiques, ni les alcalis les plus violents qui peuvent, à l'occasion, être pris comme contre-poisons. Pour les acides, c'est le vinaigre ou acide acétique, celui que l'on a le plus facilement sous la main; on peut se servir également de verjus ou de suc de citron; ces acides conviennent dans les empoisonnements par la potasse, par la soude, par l'eau de javelle. Parmi les alcalis, l'eau de chaux, la magnésie, la potasse ou la soude du commerce, mais très-étendues d'eau, doivent être employées dans les cas d'empoisonnement par les acides, empoisonnement dont les plus fréquents exemples sont dus à l'eau seconde ou à l'eau de cuivre.

Dans tous les cas d'empoisonnement, que l'on ait, ou non, eu le temps d'administrer, comme je viens de vous le dire, un réactif chimique capable de dénaturer le poison et de le transformer, en partie, en une substance inerte, l'essentiel est de faire vomir le malade le plus promptement possible pour le débarrasser de tout le poison qui reste encore dans son estomac. Cette nécessité de faire vomir, utile dans tous les cas, est bien plus urgente alors qu'on n'a pu donner aucun contre-poison. Pour obtenir ce résultat, outre les vomitifs, tels que l'émétique et l'ipécacuanha, qu'on n'a pas toujours sous la main, vous avez à votre disposition un moyen bien connu, c'est de faire ouvrir la bouche du malade et de lui chatouiller le fond de la gorge avec les barbes d'une plume, ou d'introduire les doigts assez profondément dans la gorge pour provoquer des nausées et des vomissements. Voilà surtout ce que vous pourrez faire d'utile en attendant l'arrivée du médecin.

Il est une classe de maladies dans le cours desquelles vous pouvez apporter au médecin un concours véritablement efficace; ce sont les *épidémies*. Ces terribles calamités sont plus rares au village qu'à la ville, cela est vrai, mais en revanche quand elles sévissent dans les campagnes, elles y sont infiniment plus meurtrières. C'est alors que chacun doit payer de sa personne, et nous savons que l'instituteur donne volontiers l'exemple de l'abnégation. La dernière épidémie de choléra a montré ce dont vous êtes capables et permis de constater tout le bien que vous pouvez faire. Je disais à vos confrères que le ministre de la religion, l'instituteur et le médecin constituent le trio intellectuel dans les campagnes; eh bien, c'est dans ces circonstances où la mort jette autour d'eux la désolation et l'épouvante qu'ils doivent surtout marcher ensemble, appuyés l'un sur l'autre, pour faire servir au bien commun les ressources qu'ils puisent dans leur intelligence et leur dévouement. Bien rude alors, en effet, est la tâche des médecins de campagne ; et, je ne suis pas fâché, à ce propos, de vous apprendre à connaître ce qu'ils sont.

On n'apprécie pas assez à sa juste valeur ce brave homme, toujours modeste et pourtant fort instruit, qui passe ses jours, et souvent ses nuits, à courir dans la campagne, tantôt à cheval, souvent à pied, rarement dans un mauvais tilbury, qui ne l'abrite ni de la froidure, ni du soleil, ni de la pluie, ni du vent. Votre métier est difficile sans doute, et personne, plus que moi, n'est disposé à rendre justice à votre constante abnégation ; mais avez-vous songé quelquefois à le comparer à celui du médecin, votre voisin? Vous êtes, il est vrai, exposés aux espiègleries, parfois désagréables, de vos écoliers ; mais au fond, si mauvais qu'ils paraissent, les plus mutins de ces espiègles ont du cœur; ils vous estiment, ils vous aiment, et vous le prouvent quand, devenus hommes, ils se rappellent avec effusion les bons soins dont vous avez entouré leur enfance. Puis, c'est chez vous, dans votre maison, dans un appartement bien clos et bien chauffé que vous supportez leurs malices, tandis que le médecin, lui, trotte par la montagne et par la plaine, exposé à toutes les intempéries de la saison ; et il est bien rare qu'avec le morceau de pain qu'il rapporte à sa famille, il ne reçoive pas en même temps quelque mauvais compliment, trahissant la profonde ingratitude de ceux qu'il a soignés. Toujours il est accusé de la mort quand elle arrive, et toujours la guérison s'est opérée sans lui ou malgré lui, par les seuls efforts de la nature. Qu'est-ce donc que la mutinerie passagère de vos écoliers auprès de ces affreux déboires toujours si pénibles pour un homme de cœur?

Si vous reconnaissez dans ce portrait l'homme dont je parle, si vous appréciez toutes les difficultés de sa mission, vous ne vous étonnerez pas que je vous conseille de rechercher son intimité et de vous efforcer de le seconder dans la mesure de vos moyens. En causant avec lui, souvent, j'en suis sûr, vous lui apporterez une réminiscence agréable de choses qu'il a depuis longtemps oubliées. Lui de son côté pourra vous donner des notions que seul il possède parmi les gens au milieu desquels vous vivez; car son esprit est généralement cultivé, son instruction variée, son intelligence féconde. Souvent vous le verrez, dans son isolement, privé des ressources qui abondent autour de nous dans les grandes villes, résoudre pratiquement, en quelques minutes, les plus grandes difficultés de notre art. C'est lui qui complétera vos connaissances sur des matières dont je ne puis aujourd'hui vous donner qu'une ébauche; et qui sait si, après lui avoir demandé les éléments de vos cours du soir, vous ne pourrez pas faire plus, et, transportant au village ce qui se pratique à Paris, obtenir de lui qu'il vienne faire à vos adultes quelques conférences analogues à celles que j'ai l'honneur d'être chargé de vous faire en ce moment?

Ce serait une heureuse innovation dont je me féliciterais avec vous et qui serait utile, non pas en temps d'épidémie, car alors il convient plus d'agir que de disserter, mais, dans les pays ravagés par des maladies spéciales, qu'il appartient à l'hygiène de faire disparaître. Ce ne sont plus des maladies *épidémiques*, mais des maladies *endémiques*.

Les maladies *épidémiques* sont caractérisées comme l'indique leur nom tiré du grec[1] par leur apparition plus ou moins subite dans un pays où elles n'existaient pas antérieurement; où elles frappent à la fois un grand nombre de personnes, planant en quelque sorte sur le peuple et disparaissant après avoir fait un plus ou moins grand nombre de victimes; leur origine dépend de causes

1. Les deux mots grecs qui composent le mot épidémie veulent dire : qui est *sur* le peuple.

peu connues, parmi lesquelles on a souvent fait jouer un trop grand rôle à la contagion. Leur caractère principal est d'être accidentelles et passagères. Les maladies *endémiques* au contraire, comme le signifie leur nom, également tiré du grec[1], sont dues à une cause toute locale et par conséquent particulières à certaines contrées où elles règnent, soit constamment, soit à des époques fixes.

Dans notre pays, en France, celle de ces maladies endémiques qui fait le plus de ravages est la *fièvre intermittente*. Elle est causée par les émanations des marécages, des lieux alternativement humides et desséchés par le soleil. On lui donne aussi le nom de fièvre de marais. Plusieurs de nos départements en sont affligés, et c'est une sorte de *peste française*, que je vous engage à combattre avec nous; car en réunissant nos efforts, nous pouvons espérer la détruire.

Quand je vous dis de la combattre, je n'entends pas vous conseiller d'aller médicamenter les fiévreux. Nous avons mieux à faire que de guérir la fièvre intermittente; il faut l'empêcher de se produire, et je vous le répète, le succès n'est pas impossible.

La maladie est due aux émanations provenant de végétaux qui sont successivement soumis à l'action de l'humidité et de la chaleur; elle se montre dans les pays marécageux, à la fin de l'été et surtout pendant l'automne, alors que le temps est alternativement sec et pluvieux. Pour empêcher qu'elle ne se produise, il suffirait de supprimer la cause qui la fait naître, c'est-à-dire l'émanation des miasmes qui se dégagent des marécages, sous l'action de la chaleur solaire. Mais comment arriver à un tel résultat? Deux moyens fort différents, opposés même, peuvent, suivant les cas, être employés avec un égal succès. En premier lieu, on peut dessécher un marécage, donner un libre écoulement aux eaux stagnantes, et le drainage, qui a déjà rendu tant de services à l'agri-

1. Qui est *dans* le peuple.

culture, est un puissant auxiliaire dont vous devez conseiller l'emploi, au nom de l'hygiène.

Lorsqu'il n'y a pas possibilité de donner écoulement aux eaux, on peut encore assainir un marécage en ne le laissant pas envahir par les plantes aquatiques et en le transformant en une véritable pièce d'eau. Que cette pièce d'eau soit régulièrement unie, que ses bords, au lieu de s'en aller en mourant par une pente excessivement douce, permettant à d'énormes surfaces d'être submergées à la moindre crue, que ses bords, dis-je, soient taillés à pic, qu'ils forment des talus presque verticaux, sur lesquels on ne permettra à aucune végétation de s'établir. Alors, si le niveau de la flaque d'eau s'élève et s'abaisse sous l'influence successive des pluies et de la chaleur, comme il ne laissera pas, en s'abaissant, d'énormes surfaces de végétaux humides exposés à l'action du soleil, il n'y aura pas d'émanations marécageuses, partant pas de fièvres intermittentes. Cet assainissement hygiénique du sol qui, vous le voyez, est en même temps conforme aux principes d'une bonne culture, a, partout où il a été pratiqué, donné les meilleurs résultats.

A des conseils généraux vous pourrez ajouter des conseils particuliers qui seront également utiles. D'abord, de ne pas construire une maison d'habitation à proximité d'un marécage; puis, si la chose est faite, de chercher à la pallier en plantant un rideau d'arbres entre le marais et les lieux habités. On a vu certaines localités entourées de bois être ravagées par la fièvre intermittente lorsqu'on coupait la partie de la forêt qui les séparait de marécages voisins, et être tout à fait à l'abri de cette maladie dès que les arbres avaient repoussé.

Ces moyens généraux, qui certainement sont les plus efficaces, pour combattre le mal dans sa racine, ne peuvent jamais, si largement qu'ils soient employés, permettre d'arriver à l'extinction complète de la fièvre intermittente. Le miasme paludéen sera moins abondant, moins actif, mais il existera toujours quelque part, et bien des cultivateurs encore resteront exposés à ses atteintes. Pour ces derniers, il sera encore possible de faire beaucoup si l'on peut augmenter leur force individuelle, et leur donner ainsi les moyens de résister plus énergiquement à l'action du principe malsain.

Tous les éléments d'une bonne hygiène individuelle agiront dans ce sens, et en premier lieu l'alimentation; cette dernière, je dois le dire, grâce aux progrès de l'époque actuelle, s'est bien améliorée depuis quelques années; on se nourrit mieux qu'autrefois; et vous comprenez qu'une nourriture plus substantielle, en donnant à l'individu qui habite un pays où règne la fièvre, une énergie plus grande pour résister contre son action, peut contribuer puissamment à diminuer les effets de cette dangereuse maladie. Je vous recommanderais volontiers de propager l'usage du vin, du cidre et des boissons fermentées qui, au point de vue alimentaire, sont une excellente chose; mais malheureusement dans les pays où les fièvres intermittentes sévissent le plus, ces boissons ne sont pas à assez bas prix, et les ouvriers employés aux champs consomment pendant les chaleurs une grande quantité d'eau, nouvelle cause qui contribue à favoriser les développements du mal. Permettez-moi donc de vous indiquer une boisson, très-facile à préparer, peu coûteuse, et qui, pendant les travaux de l'été, est très-apte à désaltérer les ouvriers, tout en ayant une action très-favorable sur leur santé. Voici sa composition :

Eau.	1 litre
Teinture de gentiane.	4 grammes
Rhum.	40 grammes.

(Vous savez qu'on a du rhum au prix de 1 fr. 50 à 1 fr. 75 cent. le litre.) Pour 120 litres d'eau, il faudrait environ 3 litres 1/2 de rhum et 1/2 litre de teinture de gentiane (la teinture de gentiane se prépare en faisant macérer, pendant 10 à 12 jours, 100 grammes de racine sèche de gentiane dans un demi-litre d'esprit-de-vin ordinaire, on filtre ensuite). On peut ainsi se procurer une excellente boisson, un peu amère, calmant parfaitement la soif et dont le prix de revient ne dépasse pas 5 à 6 centimes le litre.

S'il m'était permis de vous citer pour exemple des résultats que j'ai obtenus moi-même, je vous dirais que dans une grande administration, qui m'a placé à la tête de son service médical, et dont les employés sont répandus sur près d'un quart du territoire de la France, j'ai vu, en huit ans, la proportion des cas de fièvre intermittente descendre de 18 pour 100 à 5 pour 100, grâce à l'application méthodique de l'ensemble des mesures d'hygiène que je viens de vous indiquer. J'ajouterais que sur ce même personnel, j'ai vu manifestement la boisson à la gentiane, dont je viens de vous donner la formule, constituer un bon préservatif de la dyssenterie et du choléra.

Je vous ai dit que si vous pouviez beaucoup pour la préservation de la fièvre intermittente, vous n'aviez pas à vous occuper de son traitement. Je dois cependant ne pas vous laisser ignorer que dans certains cas cette maladie présente une gravité telle qu'alors elle mérite le nom de *pernicieuse*.

Dans ces cas, le traitement doit être prompt, pour être efficace, et pendant que l'on va chercher le médecin, il n'y a jamais grand inconvénient à ce que vous donniez du sulfate de quinine, tandis que cela peut avoir d'immenses avantages. Ceux d'entre vous qui habitent les pays à fièvre feront donc bien d'avoir toujours chez eux une petite provision de sulfate de quinine, pour les cas urgents.

J'aurais voulu pouvoir vous parler des piqûres d'abeilles, des morsures de vipères, de chiens enragés; des maladies que les animaux peuvent communiquer à l'homme, comme la morve, le charbon, etc. Mais le temps me presse et je suis obligé de passer plus rapidement qu'il ne le faudrait sur ces intéressants sujets. Pour les piqûres d'abeilles ou d'insectes, si les symptômes sont légers, il suffira de laver la partie piquée avec un peu d'eau dans laquelle on mettra quelques gouttes d'ammoniaque : c'est le moyen le plus efficace d'obtenir un prompt soulagement. Si les symptômes sont alarmants, si les piqûres ont lieu en grand nombre, à la face et sur la tête, et que ces parties soient très-enflées, on ne peut se dispenser de recourir à un médecin.

Quant aux morsures de la vipère, le seul serpent venimeux de nos contrées, il est d'abord indispensable d'enlever de la plaie les dents ou crochets de l'animal s'ils y sont restés; puis il faut faire saigner la plaie afin d'entraîner le venin qui y a été déposé au moment de la morsure. Pour cela on suce la plaie. Cette succion ne présente aucun danger pour celui qui la fait, car si le venin a une action dangereuse lorsqu'il est introduit directement dans une plaie, il n'en a aucune lorsqu'il est introduit dans les voies digestives. Cependant il faut s'abstenir de ce moyen si l'on a des écorchures aux lèvres ou à la langue. Il faut en même temps, si la plaie se trouve sur un membre, lier fortement le membre avec une corde, un mouchoir, une cravate, etc., au-dessus de la plaie, c'est-à-dire entre cette plaie et le reste du corps.

Ce précepte, dont l'application a pour but d'empêcher que le venin ne soit absorbé, est aussi applicable aux morsures de chien enragé. Là aussi il faut sucer et faire saigner. Mais ce n'est pas suffisant; il faut, en outre, cautériser profondément. N'hésitez pas, ne perdez pas de temps, faites rougir un morceau de fer et portez-le immédiatement sur la morsure, ou bien lavez-la avec de l'ammoniaque pure. Vous ne ferez cela, bien entendu, que si vous êtes parfaitement certains que le chien est enragé, car le moyen est assez énergique pour que, dans le doute, on s'abstienne.

Si un homme s'était piqué ou coupé en pansant un animal morveux ou charbonneux, ou en le dépeçant, il faudrait procéder de la même manière et avec la même énergie.

Les maladies dont je viens de vous parler sont sur les limites qui séparent le domaine de la médecine de celui de la chirurgie. J'entre chez cette dernière qui s'occupe surtout des accidents, et j'y trouve tout d'abord les brûlures, qu'il ne s'agit pas seulement de savoir faire à propos quand la nécessité le commande, mais qu'il faut aussi savoir traiter et guérir le mieux possible, même quand on les a faites volontairement.

Quelle que soit l'étendue ou la gravité d'une brûlure, on se trouvera toujours bien d'appliquer, pendant près d'une heure, de l'eau froide sur la partie brûlée. Si la brûlure n'est allée que jusqu'à produire de la rougeur, il n'y a aucun pansement à faire; s'il y a des cloques, il faut les percer de façon à faire écouler tout le liquide qu'elles contiennent, mais sans enlever la peau. Après cela, on recouvrira la partie brûlée d'une couche de poudre d'amidon ou de farine, par-dessus laquelle on placera une carde de coton. Le même pansement devra être fait si la brûlure est plus profonde et est allée jusqu'à la désorganisation ou la carbonisation des tissus. Une recommandation que je ne dois pas oublier de vous faire, à propos des brûlures, c'est d'apporter de grandes précautions quand vous débarrassez l'individu de ses vêtements; il ne faut pas tirer les pièces d'habillement avec précipitation, comme on le voit souvent faire par des personnes, d'ailleurs bien intentionnées: on doit les fendre avec des ciseaux, et les enlever doucement et lentement, de manière à éviter l'arrachement de l'épiderme soulevé par la sérosité des cloques.

Au premier rang des accidents se rangent les contusions, ce sont même les plus fréquents que vous aurez l'occasion de constater parmi vos élèves. Il leur arrive en effet fort souvent de se cogner, de se heurter, de faire des chutes, d'où résultent les *bleus* et les *mâchures*, qui ne nécessitent d'autre traitement que des applications d'eau froide. Parmi ces contusions, celles qui ont lieu sur la tête ou sur le front déterminent, le plus souvent, une extravasation de sang, qui se fait sous la peau et forme une bosse plus ou moins apparente. Cette bosse ne réclame aucune médication particulière. Les compresses d'eau froide la font disparaître fort rapidement, et vous devez surtout vous opposer à ce qu'une commère vienne chercher à l'aplatir, en appliquant dessus une pièce de monnaie et en appuyant fortement. Cette pratique barbare n'aurait d'autre effet que d'ajouter une véritable torture à la souffrance déjà éprouvée par le pauvre petit blessé, sans hâter d'une seule minute la disparition de la bosse et du bleu qui lui succède d'habitude.

On peut ajouter à l'eau dont on imbibe les compresses placées sur les contusions, soit de l'extrait de Saturne, qui fait de l'eau blanche; soit de l'alcool camphré; mais il est parfaitement inutile d'y mettre du sel, surtout si la peau est un peu entamée.

Quand vous verrez un individu présenter une blessure plus ou moins étendue, la première chose à faire sera de nettoyer cette plaie avec beaucoup de soin, d'enlever tous les corps étrangers qui pourraient s'y trouver, tels que les grains de sable, les fragments de bois, de fer, etc., les morceaux de vêtements; vous essayerez de les retirer à l'aide de tractions modérées, mais sans exercer la moindre violence. S'ils résistent, vous attendrez l'arrivée du médecin, en vous contentant de placer le blessé dans l'attitude la moins douloureuse pour lui; en recouvrant la plaie avec une compresse imbibée d'eau fraîche, que l'on maintiendra constamment humide. Cette dernière recommandation devra surtout être observée quand les parties blessées présenteront un délabrement considérable; on se trouve bien alors de faire passer sur la blessure un courant continu d'eau froide, ce qui est très-facile à réaliser en procédant de la manière suivante : au-dessus du lit dans lequel le malade est couché, au plafond même de l'appartement, vous placez un seau rempli d'eau; au bas de ce seau vous percez, avec une vrille, un tout petit trou, et de ce trou vous faites partir un linge qui descend vers la partie malade; l'eau s'écoule le long du linge, et vous avez ainsi un courant continu qui peut durer indéfiniment, car il est facile de remplacer l'eau du seau à mesure qu'elle s'écoule. Des morceaux de taffetas gommé ou de toile cirée, placés sous le membre blessé, recueillent l'eau et la dirigent dans un vase placé à côté du lit, qu'il faut autant que possible éviter de mouiller. C'est le seul pansement que vous ayez à faire en attendant que le médecin vienne voir si une amputation est oui ou non nécessaire.

Si la plaie est étendue et béante, on rapprochera doucement les bords l'un de l'autre, après les avoir bien nettoyés et essuyés; on les maintiendra en contact avec une bande de sparadrap, ou de taffetas d'Angleterre, en attendant un pansement plus complet. Quelquefois il est nécessaire de recoudre les plaies, soit avec un fil, soit avec des épingles; mais les personnes étrangères à la médecine doivent s'abstenir de toute tentative de cette nature.

Je vous recommande aussi de la façon la plus formelle de ne jamais permettre que l'on coupe, sous quelque prétexte que ce soit, un lambeau quelconque de peau ou de chair, alors même qu'il serait ou paraîtrait complétement détaché.

Lorsqu'une plaie intéresse le cuir chevelu, il faut, pour la nettoyer convenablement, avoir soin de couper les cheveux le plus près possible et dans une certaine étendue.

Celles qui intéressent la poitrine ou le ventre exigent que les blessés soient maintenus dans le plus grand repos et s'abstiennent de tout mouvement.

L'écoulement de sang qui se fait par une plaie récente peut, en raison de son abondance, être à lui seul suffisamment inquiétant pour nécessiter des soins tout spéciaux. Je tiens beaucoup à attirer votre attention sur la perte du sang ou *hémorrhagie;* car, vous le savez, le sang est l'élément le plus indispensable à l'entretien de la vie, c'est la *chair coulante;* et un individu blessé qui perd du sang en assez grande quantité est exposé à mourir très-promptement. Il faut donc que vous sachiez, dans une certaine mesure, ce qu'il est utile de faire pour arrêter l'écoulement du sang.

Pour que les notions que j'ai à vous donner puissent vous être réellement utiles et surtout pour qu'elles soient bien comprises, il est indispensable que je les fasse précéder d'une toute petite digression.

Le sang est contenu dans des conduits ou vaisseaux qui partent du cœur et y reviennent. Les uns contiennent du sang rouge, qui est envoyé par le cœur à toutes les parties du corps, ce sont les artères. Le sang circule dans les artères par secousses, par saccades, sous l'influence de l'impulsion que lui imprime chaque contraction du cœur, et ces secousses, ces saccades sont celles que l'on sent quand on tâte le pouls en appuyant le doigt sur une artère. D'où il résulte que si une artère est coupée, le sang qui en sortira sera rouge et jaillira par saccades régulières, comme le fait la vapeur lancée par le piston d'une machine. Lorsque le sang a été distribué à tout le corps par les artères, il devient noir et il se rend dans les veines pour revenir au cœur et au poumon, où il va se révivifier. Le sang qui circule dans les veines ne subit plus l'influence de chaque pulsation du cœur, il n'y coule donc pas par secousses, mais bien d'une façon régulière, continue; de plus il est noir. D'où il résulte que, si une veine est ouverte, il en jaillira du sang noir, qui s'écoulera en jet comme de l'eau qui sort par le robinet d'une fontaine, mais sans la moindre saccade. C'est du reste ce qui se passe quand on fait une saignée, car cette petite opération se pratique en ouvrant une veine avec la lancette. Permettez-moi d'ajouter deux particularités qu'il est bon de vous faire noter : c'est que les blessures des veines se referment facilement toutes seules, comme le prouve l'opération de la saignée, tandis que les blessures des artères ne se referment qu'avec la plus grande difficulté, et que dans les unes comme dans les autres il est facile d'arrêter le cours du sang en appuyant sur le vaisseau, de même qu'en appuyant sur le tuyau de toile ou de caoutchouc d'une pompe à incendie ou d'arrosage on y arrête la circulation de l'eau et on empêche le liquide de sortir par l'extrémité ouverte. Cela dit, voyons ce qu'il convient de faire pour arrêter une hémorrhagie.

Si vous voyez un sang *noir* s'écouler en *nappe*, bavant, suintant en quelque sorte de toute la surface de la plaie, c'est que l'hémorrhagie se fait par une ou plusieurs *veines* de moyen calibre, et alors l'écoulement sanguin s'arrêtera assez facilement, généralement de lui-même, sous l'influence d'un simple lavage à l'eau froide. Mais si la veine blessée est considérable, si c'est par exemple la veine principale d'un membre, le sang, toujours noir, s'écoulera en jet continu formant une sorte d'arcade. Il faudra alors introduire dans la plaie des tampons de charpie ou des morceaux d'amadou que vous recouvrirez de compresses et que vous assujettirez avec une bande un peu serrée.

Si au lieu d'un sang noir, s'écoulant en nappe ou en jet d'une façon continue, vous voyez jaillir dans la plaie un sang *rouge* s'échappant par saccades, soyez sûrs qu'une artère est blessée. D'après ce que je vous ai dit il y a un instant, vous devez pressentir combien sont graves les blessures des artères, et comprendre qu'il y a donc lieu de chercher à arrêter ce sang par tous les moyens possibles, et surtout avec la plus extrême promptitude. Il ne faut même pas perdre son temps à chercher à transporter le blessé dans un lieu plus propice, et il convient de lui porter secours là même où il se trouve, sous peine de le voir succomber. Le moyen le plus prompt, le plus facile à employer, et en même temps le plus efficace, est de porter un ou plusieurs doigts au fond de la plaie et de comprimer de façon à arrêter l'issue du sang. C'est toujours par là qu'il faut commencer, et si, par ce moyen, vous réussissez à arrêter l'hémorrhagie, il faudra laisser le doigt en place jusqu'à ce qu'un autre secours plus efficace puisse être administré, ou ne le retirer que pour le remplacer par des boulettes de charpie ou des lames d'amadou, que vous insinuerez successivement sous votre doigt en ayant soin de presser sur chacune d'elles à mesure que vous les placerez et en assujettissant ce pansement au moyen d'une bande fortement serrée. La charpie ou l'amadou peuvent être trempés dans du vinaigre; mais ce qui réussit le mieux pour arrêter les hémorrhagies est le perchlorure de fer, médicament précieux pour cet usage, et que l'on emploie soit pur, soit étendu de deux à trois fois son volume d'eau; on en imbibe les tampons que l'on place au fond d'une plaie saignante.

Tous ces moyens, excellents pour arrêter le sang provenant d'une plaie veineuse alors même que la veine est assez importante ou d'une artère de petit calibre, ne peuvent suffire lorsqu'une artère un peu considérable est coupée. Dans ce cas, l'écoulement du sang s'arrête bien lorsque l'on comprime avec le doigt au fond de la plaie, sur l'orifice béant de l'artère, mais il reprend dès qu'à la pression du doigt on cherche à substituer celle qui serait exercée par un tampon de charpie ou d'amadou. Or, comme je ne puis vous exposer à rester ainsi en permanence le doigt placé au fond d'une plaie, il est bon que vous sachiez que vous avez à votre disposition un moyen excellent d'arrêter l'hémorrhagie artérielle la plus effrayante qui se puisse présenter.

Ce moyen, c'est de lier, avec un fil, le bout de l'artère par laquelle s'écoule le sang. Vous comprenez fort bien que si vous pouvez parvenir à saisir le bout de cette artère, à passer autour de lui une anse de fil et à faire un nœud solide, vous fermerez ainsi l'ouverture par laquelle le sang s'écoule. Les chirurgiens font très-habilement cette petite manœuvre en saisissant le bout de l'artère blessée avec des pinces, qui leur permettent de l'attirer hors de la plaie, de façon à la lier plus aisément et à ne lier qu'elle seule; mais on n'a pas toujours des pinces à sa disposition, et, comme, en pareil cas, le danger consiste plutôt à ne rien faire qu'à faire mal, il ne faut pas hésiter à saisir avec les doigts les chairs saignantes, à les serrer de façon à arrêter le sang, ce qui prouve que l'on tient bien l'artère blessée, puis à entourer la masse de chairs, ainsi saisie, avec un nœud coulant que l'on serre fortement. S'il vous était impossible de prendre entre les doigts les chairs saignantes, vous seriez parfaitement autorisés, dans un cas d'hémorrhagie très-abondante, à les traverser avec une aiguille munie d'un fil que vous noueriez ensuite. Je dois vous prévenir que cette hardiesse n'est pas exempte de tout danger, et vous devez être surpris de m'entendre vous la conseiller, moi qui vous ai tant et si souvent recommandé d'agir avec la plus grande réserve et la plus rigoureuse circonspection. Mais en face d'une hémorrhagie abondante qui peut tuer un homme en quelques minutes, la réserve et la circonspection ne sont plus de mise, ou du moins elles consistent avant tout à donner le secours le plus prompt possible; car dût-on ne pas faire très-bien, on rendra encore un immense service au blessé si l'on parvient à arrêter le sang, avec lequel sa vie est sur le point de s'écouler.

Après vous avoir parlé des hémorrhagies qui se produisent à la suite de plaies, je vous mentionnerai en passant le *vomissement* et le *crachement de sang*, qui, se produisant à la suite d'une commotion violente, doivent généralement faire craindre l'existence de lésions graves des organes internes.

Lorsque ces hémorrhagies surviennent, il faut placer le blessé dans la position assise ou couchée, mais la tête un peu élevée; le débarrasser de tous les vêtements qui lui compriment la poitrine ou le cou, et lui faire boire quelques gorgées d'eau fraîche, en même temps qu'on lui frictionnera les avant-bras et les jambes avec une flanelle chaude imbibée d'eau-de-vie camphrée ou d'ammoniaque, ou qu'on lui placera des sinapismes sur les mollets.

Le *saignement de nez*, que je ne veux pas non plus

omettre, ne doit attirer l'attention que si la perte de sang est abondante. On l'arrêtera en appliquant des compresses d'eau fraîche sur le front, en faisant aspirer de l'eau fraîche, soit pure, soit additionnée de vinaigre ou d'une très-petite quantité de perchlorure de fer, si vous en avez à votre disposition.

On arrête quelquefois et assez rapidement une hémorrhagie nasale en faisant tenir élevé le bras du côté correspondant à la narine par laquelle sort le sang. Ce moyen, très-simple et très-innocent, peut toujours être essayé, quoique vous deviez vous attendre à le voir échouer souvent.

Après les hémorrhagies abondantes, il faut toujours laisser les blessés dans le plus grand calme, maintenir autour d'eux une température modérée, mais plutôt fraîche que chaude, et administrer quelques cordiaux, préférablement un peu de vin sucré.

En même temps que des contusions j'aurais dû vous parler des entorses et des *foulures*; car ce que j'ai dit des unes s'applique également aux autres. L'eau fraîche est le seul médicament utile. On peut cependant, sans inconvénient comme sans avantage, y ajouter de l'alcool camphré ou de l'extrait de Saturne. Le massage est une excellente chose, mais comme il peut y avoir fracture ou luxation en même temps qu'entorse, il peut offrir les plus grands inconvénients, s'il est intempestif. C'est ce dont ne se doutent pas les rebouteurs qui l'emploient à tort et à travers, et qui, pour une personne qu'ils soulagent, en estropient dix ou douze.

Les *luxations* consistent dans le déplacement des os au niveau de leurs jointures. Lorsqu'elles existent, ce qui s'aperçoit à une déformation marquée du membre malade, il faut éviter d'imprimer aucun mouvement à ce membre. Instinctivement, le malade indique la position qui lui est le moins douloureuse, et c'est cette position qu'il faut lui maintenir jusqu'à l'arrivée du chirurgien. Une écharpe, s'il s'agit d'un membre supérieur, un coussin, s'il s'agit d'un membre inférieur, seront les seuls objets de pansement auxquels il sera nécessaire de recourir.

Les *fractures* sont les brisures des os; elles constituent un accident très-fréquent. Les fractures peuvent siéger à la tête, au tronc ou aux membres : ces dernières sont les plus communes ; elles se reconnaissent à ce que le membre est déformé et présente de la mobilité ailleurs que dans les jointures naturelles. Elles offrent plus de gravité quand elles affectent le membre inférieur que quand elles intéressent le membre supérieur, car, dans le premier cas, elles condamnent le malade à un repos complet. Leur gravité est bien plus grande encore quand la fracture s'accompagne de plaie. Souvent, la plaie n'est pas produite en même temps que la fracture, elle lui succède en quelque sorte, et alors elle a lieu parce que les fragments de l'os brisé déchirent les parties molles qui les entourent, et percent quelquefois même la peau. C'est ce qui arrive lorsqu'un individu, à la suite d'une chute, qui lui a fracturé la jambe ou la cuisse, fait des efforts pour se relever et essaye de marcher même en s'appuyant sur les bras des personnes qui lui viennent en aide. L'essentiel en pareil cas est donc de secourir le blessé, sur le lieu même de l'accident, et de le transporter sans la moindre secousse et surtout sans qu'il fasse le plus léger effort ; sans quoi on s'exposerait à voir se transformer en une maladie extrêmement grave, une fracture qui, simple d'abord, aurait pu guérir facilement, sans faire courir le moindre danger. C'est ce que savait très-bien un des chirurgiens anglais les plus distingués qui un jour fit une chute dans les rues de Londres et se cassa la jambe. De tous côtés on s'empressait pour lui porter secours et pour le relever. Mais il s'y opposa énergiquement : « Non, dit-il, aux personnes qui l'entouraient, laissez-moi tranquille ; et si vous voulez m'être réellement utiles, allez chercher le propriétaire de la maison d'en face. » Le propriétaire arrivé : « Je vous achète la porte de votre maison, » lui dit le chirurgien.

La proposition pouvait paraître bizarre. Cependant le propriétaire accepta ; et aussitôt le marché conclu, la porte fut démontée, on en fit un brancard sur lequel le blessé se fit glisser tout doucement ; puis, une fois installé comme il le désirait, il se fit transporter chez lui, où il arriva sans avoir éprouvé la plus légère secousse : aussi sa fracture guérit-elle fort heureusement. Ce fait vous montre avec quelle prudence, avec quels ménagements il faut agir quand on porte secours à un blessé.

N'ayant pas le temps de vous dire comment il faut s'y prendre pour soulever les blessés, pour les transporter du lieu de l'accident jusqu'à l'endroit où ils doivent recevoir des secours plus complets, permettez-moi de vous indiquer où vous trouverez tous les renseignements que vous pouvez désirer sur ce point. Lorsque vous visiterez l'Exposition, arrêtez-vous dans la partie du Parc occupée par le ministère de la guerre. Là vous verrez un groupe de tentes ornées d'une croix blanche sur fond rouge. Cette croix, c'est le signe de ralliement des *Sociétés internationales de secours à donner aux blessés des armées de terre et de mer*, symbole d'une charité universelle devant lequel tous les gouvernements civilisés se sont déclarés prêts à s'incliner. Sous ces tentes sont réunis tous les appareils propres à soulager les héroïques blessés qui jonchent les champs de bataille, et en vous montrant ces appareils on vous expliquera comment vous pourrez non-seulement les employer, mais aussi y suppléer, au besoin, quand l'occasion se présentera pour vous de secourir un blessé.

Cette visite ne vous sera point inutile, car outre l'enseignement pratique que vous en pourrez retenir, vous y trouverez certainement matière à de nombreuses réflexions. Vous comprendrez par quel élan de charité se sont formées ces Sociétés internationales de secours aux blessés, dont le premier germe se trouve certainement dans ce mot généreux tombé de la bouche du plus grand capitaine des temps modernes : « Honneur au courage malheureux ! » et vous admirerez le dévouement héroïque de ces hommes pour qui le champ de bataille ne renferme plus ni amis ni ennemis, mais seulement des hommes, des frères souffrants qui ont des droits égaux à la plus active compassion. Il est beau de secourir les ennemis blessés quand on est vainqueur, mais il est sublime de le faire, avec le même dévouemeut, quand on est au nombre des vaincus, et la Société de secours aux blessés se recrute dans tous les camps. Aussi ceux qui ont eu cette noble et généreuse idée, ceux qui la réalisent et qui la mettent en pratique sont-ils véritablement dignes de porter cette croix, symbole d'abnégation, de charité et de dévouement.

Quand on compare ces croisés de 1867 à ceux qui, il y a bientôt huit siècles, se ruaient sur les pas de Pierre l'Ermite, pour massacrer les infidèles ; à ceux dont le fanatisme sanguinaire, non assouvi, se retournait plus tard, à défaut d'infidèles, contre les hérétiques et conduisait en fin de compte à cette odieuse journée de la Saint-Barthélemy, on est forcé, ne le voulût-on pas, de reconnaître que notre dix-neuvième siècle, dont on a tant médit, a réalisé d'immenses progrès, aussi bien dans l'ordre moral que dans l'ordre des choses matérielles.

Au premier rang de ces progrès, vous placerez, comme moi, la création de ces Sociétés de secours aux blessés des armées, laquelle constitue la plus large, la plus généreuse et en même temps la plus intelligente application qui ait jamais été faite du divin précepte : « Aimez-vous, secourez-vous les uns les autres. »

QUATRIÈME CONFÉRENCE.

SAMEDI 14 SEPTEMBRE 1867

En prenant la parole après l'orateur qui vient de se faire entendre, je ne puis espérer attirer votre attention qu'à la condition de ne pas la fatiguer par un long discours. Je serai donc extrêmement bref; je me hâte de vous en faire la promesse [1]. C'est, du reste, le seul mérite auquel je puisse prétendre, et ce mérite sera certainement apprécié par une assemblée qui, réunie et attentive depuis plus de deux heures, ne doit pas être sans quelque effroi en voyant une troisième personne aborder cette chaire.

J'ai à vous entretenir des moyens qui peuvent contribuer à développer la vigueur et à conserver la santé des populations rurales. Pour remplir ce programme, j'ai rapidement indiqué, à ceux de vos confrères qui vous ont déjà précédés dans cette enceinte, quelles sont les principales règles d'hygiène applicables tant aux enfants qu'aux adultes, et je leur ai fait connaître les premiers soins qu'il convient de donner aux malades et aux blessés en attendant l'arrivée du médecin.

Conserver la santé, la rétablir promptement lorsqu'elle est altérée, tels sont donc les points que j'ai successivement traités.

Aujourd'hui, nous irons plus loin et nous rechercherons s'il n'est pas possible à l'homme d'accroître sa vigueur corporelle, sauf à déterminer ensuite dans quelles limites il convient de poursuivre ou de restreindre ce développement.

Cette idée d'une restriction n'eût pas été de mise dans les civilisations anciennes, où la vigueur corporelle

1. Cette conférence, indiquée pour huit heures et demie, n'a pu être commencée qu'à neuf heures, et elle s'est trouvée ainsi être la troisième de la séance.

était l'objet d'un véritable culte. Rappelez-vous les premiers âges de la Grèce, où le plus fort imposait sa loi, et cela d'une façon tellement odieuse et tyrannique, qu'après l'avoir élevé au rang suprême, on faisait un demi-dieu de celui qui, plus vigoureux encore, parvenait à en débarrasser le monde. La plupart de ces héros et de ces demi-dieux n'étaient à vrai dire que d'exécrables brigands, vivant de rapine ; mais ils avaient la force, et tout était soumis à leur domination. On ne pouvait leur résister ou les vaincre qu'à la condition de devenir aussi fort qu'eux, et c'est à quoi chacun s'essayait à l'envi. Aussi les exercices capables de développer les forces corporelles, comme le pugilat, la lutte, etc., furent-ils en grand honneur ; en si grand honneur, que le vainqueur des jeux olympiens était reconduit triomphalement jusqu'à sa ville natale. Il y pénétrait par une brèche que l'on dédaignait de refermer ensuite, car la cité qui était assez heureuse pour posséder un défenseur aussi vigoureux était désormais à l'abri de toute attaque et pouvait se passer de murailles. Les choses ont bien changé depuis, et vous pouvez vous imaginer quelle triste figure ferait, sur sa brèche, notre triomphateur antique s'il avait en face de lui le plus petit de nos zouaves ou de nos chasseurs de Vincennes qui, à 500 pas de distance, lui logerait une balle dans la tête, et qui, s'il l'avait manqué, aurait encore la ressource de lui courir sus avec sa baïonnette.

Déjà, dans ces temps anciens, le frêle David avait pu terrasser l'énorme Goliath, mais en ayant soin de se tenir hors de la portée de son bras formidable ; ici l'adresse avait triomphé de la force.

C'est à l'union de ces deux puissances, force et adresse, que le moyen âge décerna les palmes qui dans l'antiquité avaient été réservées exclusivement à la force brutale. L'intelligence avait donc une certaine part dans le succès des tournois, qui remplacèrent les combats du cirque, et l'escrime succédant au pugilat constitua un véritable progrès.

Plus tard, lorsque les perfectionnements des sciences et des arts amenèrent la découverte des armes à feu, le sort des combats ne dépendit plus exclusivement de la valeur et surtout de la vigueur corporelle des soldats. L'intelligence et le génie du chef dominèrent toutes les batailles, et les savantes combinaisons stratégiques eurent plus d'influence pour assurer la victoire que les plus brillants faits d'armes.

Dès lors il se fit une violente réaction, et, dans ces derniers siècles, la force corporelle fut d'autant plus dédaignée qu'elle avait été plus honorée autrefois. On s'était aperçu, en effet, que ces vigoureux athlètes, dont l'antiquité admirait les hauts faits, étaient loin de briller par l'intelligence. Aussi, quand on entendait dire que Milon de Crotone tuait un bœuf d'un coup de poing, on se demandait, non sans raison, quel était le plus stupide du bœuf ou de l'assommeur, et on ne manquait pas de lui opposer les hommes d'une constitution délicate et débile, dont le génie sera une gloire éternelle pour l'humanité.

Malheureusement ce mépris de la force brutale fut exagéré, et il conduisit non-seulement à l'indifférence pour l'éducation corporelle, mais à une sorte de proscription systématique de tout ce qui pouvait contribuer à donner de la vigueur.

Négligé ainsi, le corps devint souffreteux et malingre, et l'on vit des hommes de la plus haute intelligence qui, jeunes encore, avaient déjà illustré leur patrie par leurs travaux dans les sciences ou dans les arts, succomber avant l'âge, parce que, exclusivement adonnés à la culture de leur esprit, ils avaient trouvé indigne d'eux de s'occuper des soins réclamés par ce corps matériel et grossier. Chez eux la lame avait usé le fourreau. Mais, voyez l'inconséquence! le corps une fois détruit, l'esprit intolérant qui l'avait animé disparaissait pour nous et ne pouvait plus donner à l'humanité ce qu'elle était en droit d'attendre de lui. Les exemples sont nombreux de poëtes, de savants, d'artistes, d'hommes d'État, esprits élevés et sublimes, dont la vie a été ainsi écourtée, et nous considérons comme un véritable suicide la mort précoce de ces hommes, qui auraient pu, avec un petit nombre de précautions bien simples, conjurer la maladie dont ils ont été les victimes. La fable de Prométhée nous montre comment celui qui se livre aux travaux intellectuels peut être atteint dans sa santé, et par quels moyens il lui est possible de la rétablir, lorsqu'il l'a compromise par son ardeur immodérée. Qu'est-ce, en effet, que cet homme qui veut dérober le feu du ciel, sinon un savant qui se consume en veilles, en recherches, en méditations, pour pénétrer les mystères de la nature ou de la création? Ce vautour qui lui ronge le foie vous représente ces éternelles et douloureuses maladies du foie, si communes chez les hommes adonnés avec passion aux travaux sédentaires du cabinet. Hercule qui le délivre, c'est la force brutale, corporelle, qui reprend le dessus, et, par l'exercice, rétablit l'équilibre entre le corps épuisé et l'esprit surexcité d'une façon maladive.

Ce qui constitue essentiellement l'homme, c'est, j'ai déjà eu plusieurs fois l'occasion de le répéter ici, l'union intime de l'*esprit* et du *corps*, et il est, à mon avis, insensé de vouloir établir une trop grande prééminence de l'une de ces deux parties intégrantes de l'humanité au détriment de l'autre. Déjà l'un des sages de l'antiquité, Platon, avait reconnu cette union indissoluble, et proclamé la nécessité du bon accord qui doit exister entre l'esprit et le corps, en les comparant à deux coursiers qui, attelés au même char, doivent combiner leurs efforts et régler mutuellement leur marche l'un sur l'autre, pour arriver ensemble au but de la course. Comparaison remarquable et pleine de justesse, que l'on peut modifier en faisant de l'esprit et du corps, non pas deux coursiers marchant côte à côte, mais un coursier et son cavalier qui, réunis, atteindront le but auquel chacun d'eux ne saurait parvenir isolément. Faut-il vous dire qu'à l'intelligence appartient le rôle du cavalier? Si habile qu'il soit, ce cavalier resterait en route s'il avait enfourché une rosse, et s'il ne prenait soin de sa monture L'esprit doit donc permettre au corps de se développer et de se fortifier s'il veut qu'il lui fournisse une carrière suffisante.

La meilleure manière de donner au corps la vigueur, l'énergie, la souplesse et la force, c'est de lui faire prendre de l'exercice. L'exercice c'est le mouvement, mais le mouvement actif et volontaire, celui qui est dû à l'action des muscles de l'individu lui-même.

Vous allez me demander tout d'abord : qu'est-ce qu'un muscle? et vous aurez raison, car il est indispensable que vous le sachiez pour comprendre tout ce que j'ai à vous dire de l'influence de l'exercice sur le développement de la force corporelle. Le muscle, c'est la chair, c'est la partie essentielle de la viande de boucherie, celle que vous voyez colorée en rouge vif chez les animaux adultes et vigoureux, comme le bœuf, le chevreuil ou le lièvre ; en rose pâle chez les animaux jeunes ou affaiblis, comme le veau, l'agneau, le lapin domestique. Autour du muscle se trouve la graisse, qui n'a qu'un rôle très-secondaire, et dont l'abondance exagérée constitue pour beaucoup de personnes une superfluité pénible, dont elles aimeraient à se passer. Le muscle est composé de fibres qui vont s'attachant d'un os à l'autre et qui ont la propriété de se raccourcir, pour imprimer des mouvements aux os auxquels elles sont fixées. La disposition de la machine humaine est si merveilleusement combinée que le plus léger mouvement exige, pour se produire, la contraction successive ou simultanée d'un assez grand nombre de muscles.

Voyons ce qui se passe lorsqu'un muscle se raccourcit, ou se contracte, ce qui est tout un.

Il y a d'abord un dégagement d'électricité, assez marqué pour avoir pu être mesuré par la déviation de l'aiguille d'un électromètre, et vous connaissez assez de physique pour savoir que l'électricité est une force active, dont l'homme a su tirer le plus merveilleux parti depuis quelques années. Il y a donc dégagement de cette force mystérieuse, mais puissante, qui s'appelle l'électricité; il y a en même temps développement d'une autre force non moins puissante : la chaleur; elle est telle, qu'elle fait immédiatement monter le thermomètre de plus d'un 1/2 degré. Peart, cité par de Humboldt, assure qu'il suffit d'agiter, pendant quelques instants, les membres inférieurs dans un bain, pour élever de plusieurs degrés la température de l'eau du bain. On conçoit aisément qu'il en soit ainsi, si l'on se reporte à cette autre expérience qui a permis de constater que la température des pieds d'un homme, de 21 degrés seulement au repos, est montée jusqu'à 36 degrés, après la marche.

Ce dégagement de chaleur et d'électricité est la conséquence d'une action chimique qui se passe au sein du muscle contracté. Je dois vous dire que les muscles respirent au moins autant, sinon plus, que les poumons. Dans les poumons, le sang est mis en contact avec l'air; il absorbe de l'oxygène, puis il va porter cet oxygène dans la trame des muscles, où il se charge, en échange, d'acide carbonique et d'azote, qu'il vient ensuite exhaler à la surface des poumons. Or, pendant sa contraction, le muscle absorbe une quantité d'oxygène double de celle qu'il absorbe quand il est au repos. D'un autre côté, le sang y circule plus vite.

Voilà bien des choses qui se passent dans un muscle contracté, et, sans prendre un grand intérêt à tous ces détails, que j'abrége singulièrement, vous attendez que je vous fasse connaître le résultat définitif de tous ces actes si minutieusement étudiés. Ce résultat, c'est une modification dans la vitalité du muscle, qui détermine une augmentation de son volume. Or, le muscle étant la force active par excellence de la machine humaine, la force d'un individu est en raison directe de la masse musculaire dont il dispose, et vous comprenez à merveille que la meilleure manière d'augmenter cette force sera de solliciter par l'exercice l'accroissement des muscles. Cette augmentation du volume des muscles, sous l'influence de l'exercice, est rendue très-évidente sur les bras des boulangers et sur les mollets des danseurs qui, étant les parties du corps qui travaillent le plus, sont aussi les plus fortement musclées, chez les hommes de ces deux professions. Il n'y a dans cette augmentation de volume rien de factice; elle est bien permanente et réelle, car elle est la conséquence d'un travail intime, accompli dans l'intérieur même du muscle et qui modifie sa composition en agissant autant sur la qualité que sur la quantité de la substance qui le compose.

Cette modification de structure a été rendue évidente par une expérience que je puis vous raconter. Les muscles jouissent de la propriété de se contracter, sous l'influence de l'électricité, même pendant un certain temps après la mort de l'animal auquel ils ont appartenu. Cette propriété n'est chez nul autre animal plus évidente que chez la grenouille, laquelle peut vivre — passez-moi cette expression — même fort longtemps après avoir été tuée, si bien qu'après l'avoir coupée transversalement en deux, il n'est pas rare de voir le train de devant et le train de derrière sautiller chacun de son côté. On a pris le train de derrière d'une grenouille ainsi détronquée; on a parfaitement isolé ses deux cuisses l'une de l'autre; puis on a sollicité de nombreuses contractions musculaires dans l'une de ces deux cuisses, en y faisant passer de 400 à 500 décharges électriques, tandis que l'autre membre restait en repos. Cela fait, on a analysé comparativement la chair musculaire des deux cuisses, et on a trouvé que celle qui avait agi renfermait de 24 à 38 centièmes de matière azotée de plus que celle qui était restée au repos. Or, cette matière azotée est justement ce qui constitue l'essence de la chair musculaire; son augmentation, sous l'influence de la contraction musculairee, est la preuve manifeste que l'exercice contribue à développer la force musculaire.

La matière azotée est, en même temps, la matière nutritive par excellence, et puisque nous la trouvons plus abondante après l'exercice, nous en devons conclure que la chair des animaux qui ont travaillé est préférable pour l'alimentation à celle des animaux qui ont été élevés exclusivement pour l'engraissement et pour l'abatage. C'est ce qui vous explique pourquoi les riches anglais abandonnent à la consommation du peuple leurs magnifiques Durhams, qui ressemblent à de véritables boules de graisse, et font venir pour leur usage personnel du bétail d'Écosse; pourquoi le lièvre de montagne est préférable au lièvre de la plaine; pourquoi le gibier est plus savoureux et plus nourrissant que la viande de basse-cour; pourquoi la chair du cheval, qui tend à entrer tous les jours davantage dans la consommation, a plus de goût que celle du bœuf.

Tous ces faits vous étaient certainement connus depuis longtemps, mais vous n'en aviez pas l'explication, et je suis heureux d'avoir pu vous la donner en l'appuyant sur des preuves scientifiques.

Outre ces effets locaux sur les muscles eux-mêmes, l'exercice produit des effets généraux qui retentissent sur toute la machine humaine. La circulation est accélérée, le cœur et le pouls battent plus vite; la différence qui est de 5 à 15 pulsations entre l'homme couché et l'homme debout, est bien plus grande lorsque, à la station debout, succède l'exercice. Vous avez tous senti les battements de votre cœur se précipiter sous l'influence d'un travail tant soit peu fatigant. En même temps que la circulation, la respiration s'active également: la poitrine se dilate plus profondément, la respiration se fait d'une façon plus large, plus complète et plus précipitée. La sueur qui survient et qui a pour effet de modifier l'excès de la température produit sous l'influence de l'exercice, n'est pas, elle-même, quand elle est peu abondante, sans avoir une action efficace sur l'ensemble de l'organisme. Enfin l'exercice, qui est nuisible et trouble la digestion lorsqu'il est pris immédiatement après le repas, est très-favorable à cette fonction lorsqu'il est pris à un autre moment. Il développe l'appétit, et c'est avec juste raison que l'on a pu dire que l'exercice modéré, avant le repas, est un deuxième estomac.

De tout ce que je viens de vous dire, vous seriez tentés de conclure que l'exercice, si précieux pour développer les forces musculaires, si avantageux pour assurer le jeu régulier des principales fonctions de l'organisme, peut être pris indéfiniment et sans réserve. Cependant il n'en est rien. Toute médaille a son revers, et le revers de celle que je vous présente se trouve dans la fatigue qui résulte de l'excès même de l'exercice. Les muscles qui se développent sous l'influence d'un exercice régulier et bien dirigé, s'atrophient et se roidissent sous l'influence d'un exercice violent et immodéré. Vous en trouvez le plus frappant exemple dans les muscles du lièvre, qui a été forcé par une meute et qui est mort d'épuisement; les muscles roides et amaigris ne contiennent plus de substance nutritive. Aux jambes du danseur, dont je vous parlais il n'y a qu'un instant, vous pouvez opposer celles d'un modeste fonctionnaire qui vit près de vous, dans les campagnes: le facteur rural. Elles sont sèches au lieu d'être rebondies, et si elles augmentent quelquefois de volume, c'est en raison des varices que la fatigue y a produites. C'est que l'exercice prolongé est une des pratiques les plus épuisantes qui se puisse imaginer. Nous avons vu que l'exercice modéré détermine l'appétit et facilite les digestions. Dès qu'il est exagéré, on voit survenir, ou la perte de l'appétit, si la fatigue est excessive, ou la conservation de l'appétit, mais sans que l'alimentation amène une réparation suffisante; aussi l'amaigrissement ne tarde-t-il pas à se produire en dépit de l'alimentation. C'est ainsi que l'on voit les chevaux de poste, livrés à un travail très-fatigant, être toujours maigres, quoique fort abondamment nourris. On voit aussi les personnes qui se livrent aux exercices corporels et principalement à la gymnastique, maigrir, au moins pendant les premiers temps. La sueur qui est alors perdue en abondance n'est pas étrangère à cet amaigrissement.

Les deux moyens véritablement efficaces pour réparer les forces épuisées par un travail excessif, alors que survient ce sentiment de courbature, de lassitude, de brisement des membres, indice irrécusable de la fatigue, ce sont le repos et une alimentation suffisamment réparatrice. Je viens de dire que l'alimentation ne parvient pas toujours à réparer les pertes que la fatigue a réalisées, mais elle permet de les supporter plus longtemps. Aussi voyons-nous les ouvriers des campagnes résister, pendant la moisson, à des travaux infiniment plus pénibles et beaucoup plus prolongés qu'à toute autre époque de l'année, parce qu'ils ont la précaution de réserver pour ce moment leur petite provision de viande salée et de boisson fermentée, vin, cidre ou poiré, dont ils savent se priver quand le labeur est moins rude.

Quant au repos, c'est le moyen par excellence, et il suffit de le faire alterner, dans une proportion convenable, avec les exercices musculaires, pour dissiper la fatigue résultant de ces derniers. C'est dans cette alternance, convenablement dirigée, que consiste la meilleure condition à réaliser pour obtenir un bon entretien des forces et de la santé.

Ce que je viens de dire prouve que la force musculaire ne peut pas être développée à l'infini, et que les efforts tentés dans ce sens trouvent leur limite dans la fatigue, à laquelle succède l'épuisement; mais je vous ai promis de rechercher s'il convient d'aller jusqu'à cette limite, ou s'il n'y a pas lieu de s'arrêter auparavant. Pour cela voyons ce que deviennent les individus qui ne paraissent avoir eu d'autre but, dans leur existence, que celui de chercher à acquérir la plus grande force musculaire possible. Ils n'y sont parvenus qu'en réparant par une alimentation excessive les déperditions considérables, auxquelles les exposaient leurs exercices; dès lors leur appétit est devenu considérable, excessif même. Après qu'ils ont pris gloutonnement leurs repas copieux, leur digestion est lente et pénible, elle s'accompagne d'alourdissement, de somnolence et de torpeur ; les facultés intellectuelles participent à cet engourdissement et finissent par se trouver à peu près complétement anéanties ou tout au moins considérablement obscurcies. Et n'allez pas croire que ces hommes, doués d'une grande force musculaire, soient capables d'entreprendre de bien pénibles travaux. Tant s'en faut : d'abord, il est rare qu'à la force ils joignent l'adresse, qui est l'emploi économique de la force et permet de la diriger de façon à lui faire produire, à peu de frais, le plus grand effet possible; puis ils sont promptement abattus, dès que leur ration de vivres est diminuée, et ils ne résistent à aucune fatigue. Ce tableau n'est certainement pas assez séduisant pour encourager à sacrifier tout ou partie de son intelligence, afin d'arriver à acquérir une plus grande force musculaire; et il nous prouve que si l'exercice est utile pour le maintien et le développement de la vigueur corporelle, c'est à la condition d'être maintenu dans des limites assez étroites, qu'il convient de ne pas dépasser.

De tous les exercices, le plus réellement utile sera celui qui permettra de contracter à peu près également tous les muscles, afin que certains d'entre eux ne prennent pas un développement exagéré qui détruise l'harmonie de l'ensemble. Nous avons vu que plusieurs professions, en nécessitant la contraction plus fréquente de quelques muscles, ont pour effet de les développer outre mesure, et cela d'une façon d'autant plus sensible, que ce développement anormal de certains groupes musculaires se fait au détriment des autres. Je vous ai cité, comme exemple, les bras du boulanger et les jambes du danseur. Cet effet est plus choquant encore lorsque l'action se fait sentir d'un seul côté du corps. Dans les villes et les bourgs industriels, où les enfants sont occupés de très-bonne heure à la conduite de certains métiers, qui exigent d'eux un petit nombre de mouvements incessamment répétés, on voit survenir souvent des déformations, comme conséquence du développement excessif des muscles préposés à ces mouvements. Ces déformations sont d'autant plus graves que, dans le jeune âge, elles ne se bornent pas aux muscles et s'étendent jusqu'aux os, qui se contournent d'une façon disgracieuse. On ne peut obvier à ces inconvénients qu'en ne laissant pas trop longtemps les enfants occupés au même travail et en ayant soin de leur faire exécuter, autant que possible, dans leurs moments de repos, des mouvements en sens opposés de ceux que réclame ce travail.

La gymnastique, qui a pour objet de remédier par des mouvements habilement combinés aux vices de conformation déjà acquis, n'appartient pas à l'hygiène, elle rentre tout à fait dans le domaine de la médecine et plus particulièrement de l'orthopédie. Ce n'est pas le moment de lui demander ce qu'elle peut faire, ni comment elle procède.

Quant à celle qui ressortit à l'hygiène, je devrais également me dispenser de vous en parler, si nous ne devions comprendre la gymnastique qu'avec un portique, des échelles, des trapèzes, des barres transversales et tous les engins qui ornent les gymnases dans lesquels on élève les émules de Léotard. Ainsi comprise, la gymnastique est, je ne crains pas de le dire, quelque chose de complétement absurde ; nous sommes bien obligés de la supporter, avec tous ses agrès, dans les institutions resserrées au milieu des villes, où l'espace est si parcimonieusement mesuré à chacun qu'il lui faut suppléer, par des exercices en quelque sorte factices, aux exercices naturels auxquels se livrent, en toute liberté, les habitants des campagnes. Ces gymnases, dans lesquels ceux de nos enfants qui ne se sentent pas de vocation pour le métier d'acrobate, perdent le goût des exercices corporels, ont leur raison d'être là où tout autre exercice fait défaut ; mais, tout en les recommandant, je ne puis m'empêcher de reconnaître qu'ils constituent quelque chose d'artificiel et de faux. Je les admets au même titre, mais avec la même répugnance, que j'admets le biberon pour les enfants qui se trouvent privés du sein maternel.

Combien je préfère à tous ces exercices de commande, ceux que prennent en toute liberté vos écoliers de la campagne, qui savent toujours choisir le chemin le plus long pour se rendre à l'école, qui ne reculent pas devant une haie ou un fossé à franchir et qui grimpent aux arbres ou s'arrêtent pour faire une pleine eau dans la rivière voisine! Voilà de la bonne, de la vraie et saine gymnastique, de celle qui peut être définie l'art de ne pas entraver les mouvements naturels; celle-là donne la force, la vigueur et la santé; tout au plus est-il nécessaire de diriger ceux qui s'y livrent, de façon à leur donner en même temps l'adresse, laquelle est, comme je vous le disais, l'emploi économique de la force. Cette adresse vous pouvez la faire acquérir facilement à vos élèves en dirigeant leurs jeux pendant les récréations; la balle est de tous les jeux celui qui convient le mieux pour cela; il exige de l'agilité, du coup d'œil et de la précision dans les mouvements; les barres constituent aussi un jeu excellent, pour le développement des forces musculaires d'un enfant. Enfin l'équitation, la natation et la participation aux travaux agricoles sont des exercices qui manquent rarement aux élèves de vos écoles et qui doivent suffire pour favoriser le développement régulier de leurs forces musculaires. Il n'y aurait aucun avantage, et il y aurait certainement inconvénient, à exiger davantage d'eux, sous forme de leçons de gymnastique, même en admettant que vous puissiez avoir la facilité de leur en faire donner. Vous ne devez pas oublier que, chez les enfants surtout, les exercices musculaires ne doivent jamais être poussés jusqu'à la fatigue, et vous atteindriez facilement cette limite avec des enfants qui, sans être complétement exempts des travaux de la ferme, font souvent de 3 à 4 kilomètres à pied, pour venir à l'école.

Si l'installation d'un gymnase pouvait être utile dans vos écoles, ce serait certainement pour vous, plutôt que pour vos élèves. Mais point n'est besoin d'un tel attirail pour vous reposer, dans un exercice modéré et véritablement efficace, de votre labeur intellectuel de la journée. Vous avez mieux qu'un gymnase, c'est le petit jardin attenant à votre maison d'école. Cultivez-le vous-mêmes, votre santé y gagnera. Un médecin philosophe a dit qu'il n'y a pas de profession plus salubre que celle d'un jardinier *sobre*, et comme vous êtes de ceux auxquels on n'a pas besoin de recommander la sobriété, le jardinage ne peut que vous être extrêmement profitable. Outre l'intérêt que vous prendrez à la culture, vous y trouverez un délassement véritable, car il est parfaitement vrai que l'esprit se repose quand le corps agit.

Au nombre des exercices corporels que je crois nécessaire de vous recommander, pour les plus âgés de vos élèves, je ne puis m'empêcher de placer l'exercice militaire et le maniement du fusil. Je ne pense pas qu'il vous soit difficile de trouver dans votre voisinage un ancien militaire qui consente à remplir les fonctions d'instructeur, et je vous engage vivement à user de sa bonne volonté au profit de vos élèves. Ils y gagneront, puisqu'il est généralement admis maintenant que tout le monde devra connaître le maniement du fusil, et que ceux-là qui le posséderont d'une façon suffisante pourront être dispensés, dans une certaine mesure, d'assister aux manœuvres annuelles de la réserve. Ils y gagneront aussi en force et en santé. On avait, il y a quelques années, introduit dans les lycées les exercices de peloton avec la marche et les changements de front, mais on en avait proscrit l'exercice du fusil, dans la crainte de développer outre mesure, parmi ces enfants, la vocation militaire. Aujourd'hui que chacun doit payer de sa personne, on n'a plus semblable crainte à redouter, et on peut, sans inconvénient, faire figurer le maniement du fusil dans les exercices enseignés aux élèves.

Cet exercice a, entre tous, l'énorme avantage de permettre à celui qui s'y livre la mise en action simultanée et parfaitement coordonnée de chacune des parties du corps. L'arme a un certain poids, elle passe successivement d'un bras à l'autre; pendant ces mouvements les jambes sont alternativement ramenées, soit en avant, soit en arrière, pour rétablir l'équilibre. Cette nécessité de se maintenir en équilibre, en manœuvrant un objet aussi lourd, détermine dans les muscles du tronc et du cou des contractions qui les font participer dans une juste mesure aux mouvements exécutés par les membres. Enfin, rien n'est plus susceptible de développer l'adresse et de donner de la précision aux mouvements, que cette habitude de manœuvrer les uns à côté des autres, sans s'entraver mutuellement.

Au nombre des avantages qui résulteront du maniement du fusil par les jeunes gens, je ne puis m'empêcher de tenir compte de l'habitude qu'ils auront contractée de se servir de cette arme : habitude précieuse, qui plus tard, lorsqu'ils iront à la chasse, leur permettra d'éviter la plupart de ces accidents qui résultent, dans la majeure partie des cas, de la maladresse, de l'inhabileté d'individus qui partent avec un fusil, sans savoir au juste ce qu'ils ont entre les mains.

La chasse est un exercice que l'on a conseillé pour les jeunes gens, en lui attribuant cet énorme avantage de retarder le développement de la puberté, et de maintenir les sens dans un calme salutaire. Diane chasseresse était en effet la déesse de la chasteté, et l'insensible Hippolyte était un chasseur renommé; mais, outre que de nos jours la chasse est devenue un plaisir trop coûteux pour être conseillé à de pauvres campagnards, on ne peut s'y livrer que pendant une partie de l'année, et l'efficacité de ce moyen s'en trouve diminuée d'autant.

La chasse ne jouit du reste d'aucun privilége spécial à cet égard. Tous les exercices musculaires, quelle que soit la forme sous laquelle ils sont employés, et principalement ceux qui se font en plein air, comme la marche, la natation, le jardinage ou les travaux de culture, ont pour effet de retarder l'époque du développement de la puberté. C'est un avantage immense, car le corps peut atteindre son entier et complet développement avant que le feu des passions vienne l'entraver. Rien, en effet, n'est plus propre à détériorer la race et à amener un amoindrissement marqué de l'espèce, que ces désirs, aussi ardents que précoces, qui se développent avant l'heure et dont la satisfaction hâtive, souvent anti-naturelle, conduit à l'abrutissement intellectuel, en même temps qu'à l'affaiblissement physique.

Vous rencontrerez, dans vos promenades à Paris, bon nombre de ces jeunes gens, desséchés au souffle des passions malsaines, qui ne sont plus des enfants et qui ne seront jamais des hommes. En les voyant passer aux Champs-Élysées, ou au bois de Boulogne, montés sur des chevaux aussi maigres et efflanqués qu'ils le sont eux-mêmes, ayant pour toute occupation de sucer la pomme de leur canne ou d'ajuster les pointes de leur faux col, vous reconnaîtrez combien ils méritent cette appellation, qui leur a été infligée, de *petits crevés*. N'allez pas croire que chez eux, comme chez les intelligences d'élite dont je vous parlais en commençant, la lame a usé le fourreau; non, ces tristes fourreaux n'ont jamais abrité aucune lame. Chez eux l'intelligence est aussi flétrie que le corps. Cela vous prouve qu'il n'y a pas antagonisme entre l'un et l'autre, et que s'il est nuisible de trop cultiver l'esprit aux dépens du corps, ou le corps aux dépens de l'esprit, il est plus malsain encore de ne donner ni à l'un ni à l'autre la culture qu'ils réclament tous les deux.

Il vous appartient de veiller à ce que chez vos élèves l'équilibre s'établisse d'une façon régulière, pour qu'ils soient doués d'une âme forte et d'un corps vigoureux. Vous avez, en effet, pour mission de former des hommes, dans la mâle acception du mot, et vous remplirez dignement cette noble tâche si vous parvenez à faire que vos élèves soient, en même temps, capables de servir notre patrie par leur intelligence, aussi bien que de la défendre par leur vigueur et leur courage.

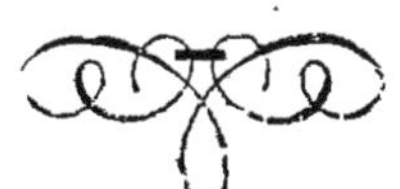

10102. — Imprimerie générale de Ch. Lahure, rue de Fleurus 9, à Paris.

www.ingramcontent.com/pod-product-compliance
Ingram Content Group UK Ltd.
Pitfield, Milton Keynes, MK11 3LW, UK
UKHW021109200726
13857UKWH00003B/1138

9 782011 744784